Rena Föhr

Know Your Flow

RENA FÖHR

know your flow

Unseren Zyklus verstehen für ein gutes Körpergefühl und besseren Sex

PIPER

Mehr über unsere Autorinnen, Autoren und Bücher:
www.piper.de

An manchen Stellen wurden Namen oder Umstände geändert,
um die Privatsphäre von Personen zu schützen.

Inhalte fremder Webseiten, auf die in diesem Buch (etwa durch Links) hingewiesen wird, macht sich der Verlag nicht zu eigen. Eine Haftung dafür übernimmt der Verlag nicht.

MIX
Papier | Fördert gute Waldnutzung
FSC® C083411

ISBN 978-3-492-06437-8
2. Auflage 2025

www.piper.de
Für einen direkten Kontakt und Fragen zum Produkt wenden Sie sich bitte an:
info@piper.de
Illustrationen S. 79: Robert Nieto
Satz: Nadine Clemens, München
Gesetzt aus der Meret
Litho: Lorenz & Zeller, Inning am Ammersee
Druck und Bindung: CPI books GmbH
Printed in the EU

Inhalt

Menarche

Am zwölften Nikolaustag meines Lebens fand ich die größte Überraschung nicht in meinem Stiefel, sondern in meiner Unterhose. Das ist nun mehr als 20 Jahre her, aber ich sehe es heute noch so genau vor mir, als würde ich auf ein Foto blicken. Ich stand im blassen Wintersonnenlicht unseres Dachbadezimmers, wollte eigentlich nur kurz pinkeln gehen – und zuckte zusammen.

Dass ich mich so genau an das Datum erinnere, liegt zu einem kleinen Teil sicher daran, dass ich Adventsbräuche und Süßigkeiten liebe und den 6. Dezember unweigerlich damit verbinde. Meinen Stiefel hatte ich wie immer vor die Tür gestellt – sicher war er auch an jenem Nikolaustag gut gefüllt. Doch vor allem erinnere ich mich an das Datum, weil die wahre Überraschung des Tages so bedeutend für mich war. Nur ein kleiner Blutfleck – und gleichzeitig nichts Geringeres als meine erste Menstruation.

Euphorische Ehrfurcht ergriff mich. Aus der *Bravo* hatte ich erfahren, dass manche Mädchen bereits mit neun Jahren ihre erste Periode bekommen – und um ehrlich zu sein, hatte ich seitdem sehnsüchtig darauf gewartet. Warum? Schwer zu sagen. Zum einen habe ich eine große Schwester, die mit acht Jahren Altersvorsprung unglaublich reif und cool auf mich wirkte. Alles, was mit Älterwerden zu tun hatte, hieß auch, mehr wie sie zu sein. Zum anderen begeisterten mich neue Erlebnisse und Abenteuer seit jeher, und dazu zählte auch die Entwicklung meines Körpers.

Meine Mutter hatte mich gut vorbereitet. Die Box mit Binden hatte ich daher mit einem Griff zur Hand. Zum ersten Mal klebte ich mir nun eine eigene frische Einlage in den Slip. Feierlich fühlte sich das an. Nach einem neuen Lebensabschnitt. Mir hallte im Kopf wider, was ich in Büchern gelesen und von Erwachsenen gehört hatte: Die Periode bedeutet, dass man Kinder kriegen kann.

Fruchtbarkeit. Schwangerschaft. Ich wusste, was nun theoretisch biologisch möglich war. Praktisch war es denkbar weit weg für mich. Trotzdem fühlte ich die Schwere und den Sog der Veränderung. Theoretisch könnte mein Körper ... das, was Frauenkörper eben können. In mindestens einem Aufklärungsbuch hatte ich gelesen: Wenn du deine Tage bekommst, wirst du vom Mädchen zur Frau. War ich jetzt eine Frau? Ich fühlte mich eindeutig weiblich, ja, aber ich war elf. Sechstklässlerin. Schon den Gedanken an Zungenküsse fand ich seltsam. Und trotzdem: Irgendwie hing das ja alles zusammen. Frausein. Menstruieren. Fortpflanzung. *Sex.* O Gott! Ich musste unbedingt meiner besten Freundin davon erzählen.

Weitere vier Jahrzehnte früher, auf der anderen Seite der Welt, in den Llanos Orientales Kolumbiens, ging ein Mädchen zum Fluss, um Wäsche zu waschen. Carmela war 14, sie liebte die mächtige Strömung und verbrachte täglich einige Zeit damit, auf den glatten Steinen umherzuspringen und die Füße ins Wasser zu halten, bevor sie schließlich mit ihrer Arbeit begann. Bis zu dem Tag, an dem sich das Wasser plötzlich verdunkelte. Wie Tinte breitete sich die dunkle Flüssigkeit im Wasser aus. Tinte, die aus ihrem Körper rann. Sie fühlte Angst, Angst vor dem Biss eines giftigen Tieres, Panik zu sterben. Sie begann zu weinen, die einzige Reaktion, zu der sie fähig war. Der Rest ihres Körpers war vor Todesangst wie paralysiert.

Am Ufer saß währenddessen Miguel, ein entfernter Verwandter Carmelas. Schon immer hatte er sich am liebsten am Rand aufgehalten, als Kind wie auch jetzt, mit Anfang 20. Er war ein Beobachter, der es genoss, auf die monumentalen Berge und Flüsse zu blicken. Er war es, der Carmela aus der Erstarrung holte, er war es, der ihr half, die Körbe voll nasser Kleidung nach Hause zu tragen. Er war es auch, der es trotz seiner wahrhaft spärlichen Kenntnisse des Themas schaffte, ihr zu erklären, dass das, was passierte, normal war. Als Carmela mit Miguel in der Haustür erschien und ihre Mutter den Blutfleck zwischen ihren Beinen sah, stellte sie keine Fragen. Sie riss Carmela zu Boden und griff nach dem Seil, das zum Anbinden des Viehs diente, schlug damit zu, wieder und wieder, während sie schrie: »Verdammte Schlampe!«

Im Hier und Jetzt sitzen Carmela und ich am Flussufer, wenige Kilometer vom damaligen Geschehen entfernt. Wir essen Kekse und trinken Wein. Sie erzählt Geschichten aus ihrem Leben, ich erzähle von Reisen und journalistischen Projekten. Das findet sie interessant. Aber, sagt sie wenig später, sie wünsche sich auch Urenkel. Ich muss lachen, ihr Enkel lacht mit. Wenig später wird er mein Ehemann sein. Wir blicken auf die Strömung. Dann stürzen wir uns wieder ins Wasser.

Untenrum unklar

Auch wenn die Geschichten von meiner Schwiegeroma und mir nicht unterschiedlicher sein könnten, haben sie doch eines gemeinsam: Der Menstruationszyklus, sichtbar geworden durch die erste Blutung, wird unweigerlich mit Sexualität assoziiert. Im Fall Carmelas mit einem fatalen Missverständnis – der Verwechslung von erster Periode und Entjungferung.* In meinem Fall gab es zwar keine direkte Verbindung mit Sex als Akt, aber mit Fruchtbarkeit und Fortpflanzung.

Aus heutiger Sicht finde ich es ein bisschen schade, dass das meine erste und einzige Assoziation war. Überraschend ist es allerdings nicht: Wie die meisten von uns hatte ich bei meiner ersten Menstruation keine Ahnung, welch vielfältige Rolle der Zyklus in unserem Leben spielt. Ich wusste nicht, dass dieser Kreislauf ein wichtiger Bestandteil unserer Gesundheit ist, dass dahinter der Mechanismus des weiblichen Körpers steckt, essenzielle Hormone zu produzieren. Ich wusste erst recht nicht, dass ein natürlicher Zyklus einen starken und – mit genug Wissen – klar nachvollziehbaren Einfluss auf Stimmung, Bedürfnis nach Kommunikation oder Rückzug, Leistungsfähigkeit, Konzentration, Lust und Sexualität hat.

Es ist ein wenig paradox: Auf der einen Seite wird der Zusammenhang zwischen Zyklus und Sexualität überbetont, vor allem, wenn es

* Wie problematisch dieser Begriff ist, dass es beim ersten penetrativen Sex nicht bluten muss und dass das Hymen die Vagina nicht vollständig verschließt – all das würde ich selbst erst als Erwachsene lernen.

um das Thema Fruchtbarkeit geht. Der Zyklus wirkt von Beginn an bedrohlich, denn er birgt die »Gefahr« einer möglichen Schwangerschaft, die es durch Verhütung – meist hormonelle – zu vermeiden gilt. Das ändert sich für manche Menstruierende erst Jahre oder gar Jahrzehnte später, wenn die einst gefürchteten fruchtbaren Tage identifiziert werden müssen, weil sie schwanger werden möchten. Wenn es nicht so schnell klappt wie gedacht, entsteht wieder Stress. Viele Menschen stellen in dieser Situation fest, dass ihnen in Bezug auf den Zyklus viel Angst, aber wenig ernsthaftes Wissen vermittelt wurde.

Auf der anderen Seite gibt es Verbindungen von Zyklus und Sexualität, über die erstaunlich wenig gesprochen wird. Wer lernt schon im Sexualkundeunterricht, wie die verschiedenen Zyklusphasen die Libido, körperliches Empfinden und sexuelle Vorlieben beeinflussen? Oder wie sich die vaginale Feuchtigkeit während des Zyklus verändert und welch vielfältige Möglichkeiten es für Sex während der Periode gibt?

Ich bin überzeugt, dass sowohl unser Menstruationszyklus als auch unsere Sexualität zu unserer Identität gehören. Und dass unser Umgang mit beidem unser Wohlbefinden stark beeinflusst – im Guten wie im Schlechten. Außerdem sehe ich in meiner Tätigkeit als Zyklus- und Sexualberaterin, dass sich unser (Un-)Wissen über den Zyklus deutlich darauf auswirkt, wie Menschen ihre Sexualität wahrnehmen und ausleben. Sicherlich ist der Menstruationszyklus nicht der einzige Faktor, und dennoch: Es ist schwierig, sich beim Sex zu entspannen, wenn man die zyklischen Ereignisse – die Periode, aber auch vaginalen »Ausfluss« beziehungsweise Zervixschleim und Schwankungen in Lust und Feuchtigkeit – unangenehm findet oder nicht einordnen kann. Dazu kommt die Verantwortung für die Verhütung oder das Entstehen einer Schwangerschaft, die gerade im heterosexuellen Kontext meistens auf die Person mit Uterus (und Zyklus) zurückfällt.

Ich beobachte seit Jahren, wie viel Neugier, aber auch Verunsicherung die Themen Zyklus und Sexualität auslösen. Schon oft haben mir Klient*innen erzählt, wie skeptisch sie dem, was da in ihrem Körper – gerade im Intimbereich – geschieht, gegenüberstehen und wie ihnen das nicht nur die Entdeckung ihres Zyklus erschwert, sondern auch den Spaß im Bett mindert. »Ich habe eine komische Beziehung zu Vulva, Vagina und allem, was da so herausfließt«, fasste es eine zusammen. Doch sie hatte – wie immer mehr Frauen – Lust, diese Beziehung zu verändern und alte Scham durch Wissen zu ersetzen. Einige Klient*innen berichten mir Wochen oder Monate später, wie die Zyklusbeobachtung das Verhältnis zu ihrem Körper und ihrer Weiblichkeit verändert hat. Manche von ihnen kommen auch gemeinsam mit ihren Partner*innen zum Beratungsgespräch und blühen regelrecht auf, wenn auch die Person ohne Zyklus Empathie und Interesse zeigt.

Wenn ich in etablierten Medien und auf meinen eigenen Kanälen über diese Themen schreibe, finden sich neben Zuspruch und Fragen auch zuverlässig Kommentare von Hater*innen unter den Texten. Unter einem Artikel auf Spiegel Online[1], der beschrieb, wie mein Partner und ich einen gleichberechtigten Umgang mit Verhütung suchten und fanden, erntete ich zahlreiche Variationen von »Was für ein Scheiß, einfach die Pille nehmen und fertig«. Äußere ich mich öffentlich zu Menstruationsblut oder Zervixschleim, werden die Kommentare gerne mit Kotz-Emojis versehen. Heute sehe ich das als Bestätigung dafür, wie wichtig Aufklärung ist, doch das war nicht immer so. Sprüche, Mythen und Tabus haben auch bei mir lange für Scham und Verunsicherung gesorgt. Mein Perioden-Enthusiasmus hielt jedenfalls nicht lange an.

Einen Tag nach der ersten Blutung hatte ich Sportunterricht. Meine beste Freundin Carina und ich liefen uns nebeneinander in der Mehrzweckhalle warm. »Übrigens habe ich jetzt meine Tage!«, rief ich atemlos, gleichermaßen den Emotionen und dem Joggen geschuldet. Carina lief stumm weiter. Vielleicht hatte sie mich nicht gehört. »Hast du auch schon deine Tage?«, versuchte ich es noch einmal. »Ja«, sagte sie schließlich, ihre Augen fest auf das graue Linoleum geheftet. Auf einmal schämte ich mich für meine herausposaunte Bemerkung. Und irgendwie auch für meine Menstruation. Zum ersten, aber sicher nicht zum letzten Mal.

Wenig später las ich in der *Bravo Girl!* in der Rubrik »Peinlich, peinlich!« die Einsendung einer Leserin, der eine Binde aus der Tasche gefallen war – vor den Augen ihres Schwarms. Sie schämte sich, weil er das »total eklig« fand – dabei war das Produkt sogar originalverpackt. Ich fragte mich zwar kurz, ob nicht eher die Reaktion des Jungen peinlich war, achtete aber vorsichtshalber künftig darauf, meine Periodenprodukte diskret und sicher zu verstauen. Immerhin schien die Menstruation ein Thema zu sein, von dem die meisten Leute nichts hören oder sehen wollten.

In Biologie lernten wir in Bezug auf den Zyklus zwar, dass wir uns vor einer Schwangerschaft schützen mussten, aber nicht, wie man erkennt, wann man überhaupt fruchtbar ist. Auch sagte uns niemand, dass es unterschiedliche Zyklusphasen gibt, die sich auf unsere Stimmung auswirken, und dass ein achtsamer Umgang mit alldem das Leben erheblich erleichtert.

Die Pubertät, mein erstes Jahrzehnt mit Periode und sexueller Aktivität, gestaltete sich bald als ein Durcheinander aus Neugier, Entdeckung, Scham und Verunsicherung. Ein Gedankenkarussell durch den Intimbereich: Ist es normal, fast jeden Tag Schleim in der Unterhose zu haben? Soll ich meine Schamhaare rasieren? Stinken Muschis wirklich nach Fisch (wie Jens aus der Parallelklasse behauptet)? Was mache ich gegen Regelschmerzen? Macht die Pille meine Brüste größer? Warum werde ich so wenig feucht? Wie komme ich beim Sex zum Orgasmus?

Es war nicht alles schlecht. Ich machte auch gute, spannende Erfahrungen, vor allem, je mehr sich die Teenagerjahre Richtung Zwanziger neigten. Doch es war mehr *Trial & Error* als eine auf Wissen basierende Herangehensweise. Das galt auch für die Verhütung, genauer gesagt für die Pille. Ich verband sie mit Verantwortung, Coolness und dem lang ersehnten Erwachsensein. Nicht cool fand ich, dass sich kurz nach Beginn der Einnahme meine Stimmung schlagartig verschlechterte. In den folgenden Jahren wurden mir verschiedene Präparate verschrieben, die mich – immerhin – zuverlässig vor einer Schwangerschaft schützten. Eines davon besonders effektiv, weil mir auch jegliche Lust verging. Die anderen hatten Zwischenblutungen, vaginale Trockenheit und Pilzinfektionen im Angebot. Bei Unterbrechungen merkte ich zwar, dass ich mich mit natürlichem Zyklus besser fühlte, doch einen endgültigen Weg ohne synthetische Hormone sah ich erst Jahre später.

Dass mein zweites zyklisches Jahrzehnt – also meine Zwanziger – von einem besseren Körpergefühl und damit auch immer erfüllterem Sexleben geprägt waren, verdanke ich meiner Cousine und einer Zufallsentdeckung. »Ich mache NFP«, erzählte sie mir, als ich kurz vor dem Abi stand und wir über Sex und Verhütung quatschten. Auf meine ratlose Nachfrage erklärte sie, die Abkürzung stehe für natürliche Familienplanung. Nur plante meine abenteuerlustige, 21-jährige, studierende Cousine eben keinen Nachwuchs, sondern die Vermeidung von ebenjenem durch die Beobachtung ihrer Aufwachtemperatur und ihres Zervixschleims. Dadurch konnte sie ihre fruchtbaren und unfruchtbaren Phasen voneinander abgrenzen und verwendete mit ihrem damaligen Freund nur für einen Teil des Zyklus Kondome.

Meine anfänglichen Vorurteile lösten sich auf, als ich das Grundlagenbuch des dahinterstehenden Forschungsteams las und erfuhr, dass hinter der Methode wissenschaftlich belegte Tatsachen stehen.[2] Mit 21 wagte ich mich erstmals selbst daran – und kann mein Leben seitdem in ein Davor und ein Danach einteilen. Ich erlebte eine Offenbarung nach der anderen: Meine Vagina – beziehungsweise mein Zervixschleim – zeigte mir in Echtzeit, in welcher Zyklusphase ich mich befand! Ich konnte bei Erregung sehr wohl feucht werden, aber in manchen Zyklusphasen fiel es mir schwerer als in anderen, und das war normal! Ich konnte meinen Eisprung anhand der Signale, die mir mein Körper sendete, nicht nur herannahen sehen, sondern ihn auch im Nachhinein sicher bestätigen! Ich war schlichtweg begeistert. Endlich verstand ich meine Lust und war nicht mehr auf hormonelle Verhütung angewiesen, um mich sicher zu fühlen. (Aber auf Kondome, denn der Schutz vor sexuell übertragbaren Infektionen war mir immer wichtig.) Ich schlief mit Männern und Frauen in und aus verschiedenen Ländern. Dabei begegnete ich den Lieben meines Lebens: Meinem jetzigen Mann – und mir selbst.

Erst jetzt, im dritten Jahrzehnt mit Zyklus, wird Schwangerwerden zu einer konkreten Idee, die schon ein paar Menschen in meinem Umfeld betrifft. Bei manchen ist es entspannt, bei anderen entsteht Druck, weil es nicht so schnell klappt wie gedacht. Wieder werden Zyklus und Zykluswissen zu wichtigen Faktoren: Nur, wer seine fruchtbaren Tage zuverlässig erkennt, kann sie optimal nutzen, statt womöglich daran vorbeizurechnen. Wer die Temperatur auswertet, erkennt außerdem, ob überhaupt Eisprünge stattfinden und ob die anschließende Lutealphase, also die Phase zwischen Eisprung und der nächsten Periode, lang genug für eine Einnistung ist.

Doch egal, ob mit oder ohne Kinderwunsch: Die Dreißiger sind auch das Lebensjahrzehnt, in dem wir mehr hinterfragen und für unsere Bedürfnisse einstehen – nicht nur, aber auch in Bezug auf unseren Zyklus. Wir nehmen nicht mehr hin, dass man Regelschmerzen »nun mal aushalten muss«. Wir wollen flexibler arbeiten, statt uns mit Krämpfen auf dem Bürostuhl zu krümmen. Aktivist*innen unterschiedlichen Alters fordern Aufklärung zu Krankheiten wie Endometriose und besseren Zugang zu Periodenprodukten und Verhütungsmitteln. Wir sprechen offener über unsere Sexualität und über den Sexismus, der sie uns nicht mehr vermiesen soll. Wir haben verstanden, wie schädlich Tabus und Unwissenheit sind. Wir stellen Fragen und suchen Antworten.

Einigen davon möchte ich mich in diesem Buch annähern. Wie beeinflusst das Zyklustabu unser Verhältnis zu unserem Körper – vor allem zu Vulva und Vagina – und zu unserer Sexualität? Wie wirken sich Unwissen und Scham auf Lebensbereiche wie den Arbeitsplatz und gynäkologische Versorgung aus? Wie können wir einen neuen Umgang mit Zyklus und Sexualität finden – individuell und in der Gesellschaft? Und: Was könnte entstehen, wenn wir ihn finden? Ich suche die Antworten anhand meiner eigenen Biografie, in Gesprächen mit Freund*innen und Familie, bei Expert*innen, in Wissenschaft und Literatur. Ich habe keine endgültigen Wahrheiten, ich will und kann nicht für alle sprechen, doch ich möchte anregen, sich den vermeintlichen Tabuthemen anders zu nähern. Neugierig und achtsam.

Denn: Viele Fragen und Probleme würden sich erübrigen, wenn wir besser über die zyklischen Zusammenhänge Bescheid wüssten. Der Zyklus ist nicht dafür da, uns das Leben schwer zu machen, sondern unsere Gesundheit zu erhalten – und uns anzuzeigen, wie es gerade um sie steht. Je besser wir diese Körperzeichen lesen können, desto mehr wird er vom Störfaktor zum Kompass. Wir lernen, mit normalen Schwankungen achtsam umzugehen, aber auch, gesundheitliche Warnzeichen zu erkennen und Diagnostik und Behandlung einzufordern.

Dasselbe gilt für die Sexualität: Wenn wir unseren Zyklus verstehen, können wir das Thema Verhütung wirklich frei angehen – und haben mehr nebenwirkungsfreie Methoden zur Auswahl. Wir erkennen, wie es um unsere Fruchtbarkeit und Eisprünge steht. Wir können einordnen, wie Lust, Feuchtigkeit und Vorlieben zyklisch variieren, und es kommunizieren, statt uns zu schämen oder uns selbst zu verurteilen. Klar ist allerdings auch: Für einen neuen Umgang mit Zyklus und Sex braucht es nicht nur individuelle Reflexion, sondern auch gesellschaftliche Veränderung. Deshalb werden in diesem Buch auch die Kontexte, in denen wir uns bewegen, beleuchtet – zum Beispiel Schulbildung, Beziehungen, Gesundheitssystem und Arbeitsplatz.

Sexualität gehört zu uns allen, von der Geburt bis zum Tod. Der

Menstruationszyklus beschäftigt etwa die Hälfte aller Menschen mehrere Jahrzehnte lang. Das sollte Grund genug sein, einen gesunden Umgang mit diesen Themen anzustreben.

Ich schreibe dieses Buch für alle, die sich mit ihrem Körper (und ihrem Zyklus) wohlfühlen und ihn genießen wollen. Für alle, die nicht nur an sich selbst denken, sondern auch an ihre Freund*innen, Partner*innen, Mitarbeiter*innen, Kolleg*innen. An Menschen im gleichen Haushalt und auf anderen Kontinenten. Für alle, die sich das Gleiche wünschen wie ich: eine empathische Gesellschaft, in der sich niemand für den eigenen Körper schämt.

Da du diese Zeilen liest, gehörst du vermutlich dazu. Dieses Buch soll dich inspirieren, dich zum Hinterfragen anregen. Dir Ideen geben, Tipps und die Freiheit, stets zu prüfen, was zu dir persönlich passt. Denn niemand, auch nicht dieses Buch, weiß das am Ende besser als du selbst.

Ich vermute, dass deine Erfahrung meiner in einigen Aspekten ähnelt – schließlich sind wir von gesellschaftlichen Sichtweisen auf den Menstruationszyklus, Körper und Sexualität geprägt. In manchen Punkten werden sie sich naturgemäß auch unterscheiden – wir sind unterschiedlichen Menschen begegnet, haben an unterschiedlichen Orten gelebt und unterschiedliche Entscheidungen getroffen. Jedenfalls hoffe ich, dass du dir aus diesem Buch viel mitnehmen kannst – als Rückblick, Ausblick, als Leitfaden oder zur Horizonterweiterung.

Noch ein Hinweis zur Sprache, der mir am Herzen liegt: Nicht alle Frauen menstruieren, und nicht alle Menschen, die menstruieren, sind Frauen. Ich versuche, dies sprachlich abzubilden, in dem ich teilweise die Begriffe »Menschen«, »Menstruierende« oder »Menschen mit Zyklus« nutze. An einigen Stellen spreche ich aber auch von Frauen und Mädchen. Erstens, wenn ich Quellen zitiere – Studien, Texte oder Interviews. Bislang ist der Menstruationszyklus fast ausschließlich an cis Frauen erforscht worden. Bei Studien zu Verhütung und Sexualität wird meist in Männer und Frauen eingeteilt, womit in dem Fall cisgeschlechtliche Personen gemeint sind – also Menschen, die sich mit dem ihnen bei der Geburt zugewiesenen Geschlecht identifizieren. Wir wissen nicht, wie die Zahlen und Ergebnisse für trans, inter* oder nichtbinäre Menschen aussehen – sie wurden bislang kaum erhoben. Zudem spreche ich manchmal von Frauen und Mädchen beziehungsweise Männern und Jungen, wenn es um gesellschaftliche Annahmen und stereotype Rollenbilder geht. Bisweilen nutze ich auch doppelte Nennungen wie »viele Frauen und Menschen mit Zyklus«. Denn der Menstruationszyklus betrifft nicht nur, aber überwiegend Frauen. Und das wiederum beeinflusst, wie mit dem Thema umgegangen wird.

Ich hoffe, dass du dich in diesem Buch gesehen und willkommen fühlst – ob du dich weiblich, männlich, nichtbinär oder ganz anders definierst. Und auch wenn du keinen Menstruationszyklus hast. Denn dann kannst du Menstruierenden ein wertvoller Ally (Verbündete*r) sein. Lies in dem Fall bitte großzügig darüber hinweg, wenn ich von »deinem Zyklus« oder »deiner Periode« spreche – so wie ich es tue, wenn ich Bücher über Penisse und männliche Sexualität lese.

Und jetzt: Let's get to know your flow.

»Ist diese Menge Ausfluss normal bei Ihnen?« – So funktioniert der Zyklus

In meiner Teenagerzeit wurde ich mit gynäkologischen Praxen immer vertrauter. Zwar waren vaginale Abstriche nicht meine Lieblingsaktivität, doch ich verstand ihre Wichtigkeit, schließlich ging es um Vorsorge. Wenn ich keine konkreten Beschwerden hatte, sah ich das Ganze also relativ entspannt. Bis einmal die Ärztin eine Frage an mich richtete, die mir unangenehmer war als ein kaltes Spekulum: »Ist diese Menge Ausfluss normal bei Ihnen?«

Ich fühlte mich augenblicklich überfordert, denn von der adäquaten Menge meiner Vaginalflüssigkeiten hatte ich keine Ahnung. Dass Jucken, veränderter Geruch oder Schmerzen auf Probleme hindeuten, hatte ich in einer Mischung aus Selbsterfahrung und *Bravo*-Lektüre gelernt. Da nichts davon zutraf, bejahte ich zögerlich die Normalität des Ganzen – was mir die Gynäkologin dann auch anhand eines unauffälligen Abstrichs bestätigte. Trotzdem hallte ihre Formulierung in mir nach. Diese. Menge. Ausfluss. Ein ungutes, aber nicht unbekanntes Gefühl machte sich in mir breit: Die Sorge, dass ich untenrum irgendwie eklig sein könnte – oder zumindest anders als alle anderen.

Dass mein »Ausfluss« nicht jeden Tag gleich war, war mir schon länger aufgefallen. Manchmal fühlte sich meine Vagina so trocken an, dass es fast brannte, an anderen Tagen wiederum nass, obwohl ich nicht sexuell erregt war. Ich hatte sogar schon gummiartigen Schleim beobachtet, ähnlich dem Klebstoff, mit dem Zeitungsextras auf *Bravo Girl!*, *Mädchen* & Co. fixiert waren. All diese wechselnden Aggregatzustände verbuchte ich als seltsam, aber harmlos. Von Zervixschleim, Zyklusphasen und dem Zusammenhang zwischen beidem hatte ich zu dem Zeitpunkt noch nie gehört. Sonst wäre meine Antwort wohl anders ausgefallen.

Im Nachhinein vermute ich – auch wenn ich es nicht mehr nachprüfen kann –, dass ich zum Zeitpunkt der Untersuchung kurz vor dem Eisprung stand. In dieser hochfruchtbaren Zyklusphase wird im Gebärmutterhals eine erhöhte Menge an Zervixschleim produziert. Nahe dem Eisprung hat dieser häufig die Konsistenz von rohem, dehnbarem Eiklar, manchmal rinnt er auch wie Wasser heraus. Ein Vorgang, den viele Frauen und Menschen mit Zyklus als irritierend oder peinlich empfinden – ohne zu wissen, dass ihre Vagina gerade in Echtzeit eine hohe Fruchtbarkeit und einen gesunden Hormonspiegel anzeigt. Inzwischen freue ich mich jeden Zyklus darüber – und meine Klient*innen auch, nachdem sie mit der systematischen Beobachtung begonnen haben.

ZERVIXSCHLEIMBEOBACHTUNG

Zervixschleim ist eines von mehreren Körperzeichen, die sich während jedem natürlichen, fruchtbaren Zyklus nach einem wiederkehrenden Muster verändern. Meistens tritt er einige Tage nach der Menstruation zunächst dickflüssig, weißlich und in geringen Mengen auf, wird schließlich flüssiger, klarer und dehnbar, um sich nach dem Eisprung wieder zu verdicken und zurückzugehen. Die genaue Entwicklung ist individuell, typisch ist allerdings eine zyklische Veränderung von Farbe,

Menge und Konsistenz. Spermien bietet der Zervixschleim je nach Beschaffenheit und Zyklusphase eine feindliche oder eine nahrhafte Umgebung, auch als Schutz gegen Infektionen ist er wichtig. Er sorgt sogar dafür, dass abnormale Spermien herausgefiltert werden. Doch das Beste an Zervixschleim ist, dass er uns anzeigt, in welcher Zyklusphase wir uns gerade befinden. Ziemlich fancy, würde ich sagen.

Wer Lust hat, sich der Beobachtung genauer zu widmen, findet im letzten Buchkapitel Literaturtipps mit wissenschaftlich korrekten Werken zum Thema. Das Buch, das jetzt vor dir liegt, soll vielmehr dazu inspirieren, einen individuellen, achtsamen Umgang mit Zyklus und Sexualität zu finden. Dazu kann – muss aber nicht – die systematische Zyklusbeobachtung gehören. Allerdings ist es wichtig, ein paar Grundlagen zu kennen, um den Zyklus und seine Auswirkungen nachzuvollziehen. Du findest sie auf den folgenden Seiten – blättere gern auch an diese Stelle zurück, wenn in einem Folgekapitel eine Frage aufkommt.

DAS PASSIERT IN EINEM ZYKLUS

Manchmal wird das Wort »Zyklus« fälschlicherweise als Synonym für Menstruation verwendet – was wohl daran liegt, dass ihn manche Menstruierende nur während der Blutung bewusst wahrnehmen. Doch zwischen einer Periode und der nächsten liegt die eigentliche Magie: ein Zusammenspiel mehrerer Hormone, das nicht nur dazu führt, dass eine Eizelle freigesetzt wird, sondern das auch unser körperliches, psychisches und sexuelles Befinden beeinflusst.

Ein Zyklus im medizinischen Normalbereich dauert ungefähr 23 bis 35 Tage. Er beginnt mit dem ersten Tag der Menstruation und endet am letzten Tag vor der folgenden Periode. Etwa 10 bis 16 Tage vor der Periode findet der Eisprung (die Ovulation) statt.

Ein Zyklus beginnt mit frischem, fließendem Blut (Schmierblutun-

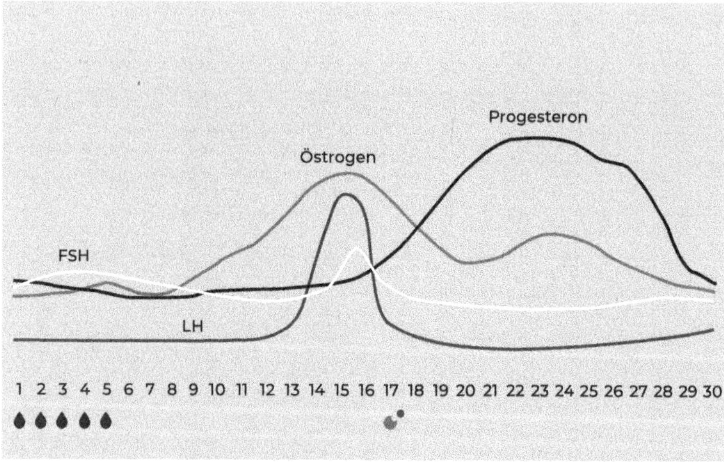

gen werden noch zum vorigen Zyklus gezählt) in gewohnter Stärke. Durchschnittlich 60 Milliliter Blut werden innerhalb von drei bis sieben Tagen durch Uteruskontraktionen abgestoßen. Nach und nach reifen unter dem Einfluss des follikelstimulierenden Hormons (FSH) mehrere Eibläschen (Follikel) heran. In ihren Wänden wird Östrogen gebildet – durch das Wachsen der Eibläschen in immer größeren Mengen. Ein Eibläschen wird schließlich dominant und entwickelt sich bis zum Eisprung weiter. Kurz vor der Ovulation findet ein wahres Hormonhoch statt: Östrogen, FSH und auch Testosteron steigen stark an. Wenn der Östrogenspiegel sehr hoch ist, ist das ein Signal für die Hirnanhangdrüse, verstärkt das sogenannte luteinisierende Hormon (LH) auszuschütten, was wiederum den Eisprung triggert. Die Eizelle wird in den Eileiter freigegeben. Dort überlebt sie 12 bis 18 Stunden; falls sie auf kein Spermium trifft, wird sie vom Körper im Eileiter abgebaut. Das nun leere Eibläschen fällt in sich zusammen und verwandelt sich in eine Drüse, die man aufgrund ihrer Farbe Gelbkörper nennt. Dieser Gelbkörper bildet für den Rest des Zyklus Progesteron, ein Hormon, das wichtig für den weiteren Aufbau und Erhalt der Gebärmutterschleimhaut ist. Östrogen, FSH, LH und Testosteron sinken nach dem Eisprung deutlich ab. Etwa 10 bis 16 Tage nach dem Eisprung sinken alle Zyklushormone auf einen Tiefpunkt, und die nächste Menstruation beginnt.

ZYKLUSPHASEN

Man kann den Zyklus anhand verschiedener Modelle in Phasen unterteilen. Eines davon ist die Einteilung in zwei Hauptphasen, umgangssprachlich Zyklushälften: von der Periode bis zum Eisprung (Follikelphase) und vom Eisprung bis zur nächsten Periode (Lutealphase). Die weitverbreitete Bezeichnung »erste und zweite Zyklushälfte« ist etwas irreführend, weil die Follikelphase und die Lutealphase meist nicht gleich lang sind (und auch nicht sein müssen). Das liegt vor allem daran, dass die Follikelphase in ihrer Länge schwankt. Bei Stress, Krankheit oder auch ohne erkennbare Einflüsse dauert es manchmal länger, bis es zum Eisprung kommt. Doch wenn die sogenannte Ovulation dann geschehen ist, folgt die konstante Lutealphase. Ihre Normaldauer liegt bei etwa 10 bis 16 Tagen. Bei ein und derselben Person schwankt die Länge der Lutealphase meist nur um einen Tag. Das heißt: Wenn in einem Zyklus der Eisprung an Zyklustag 16 stattfindet und die Lutealphase zwölf Tage lang dauert, ist der Zyklus insgesamt 28 Tage lang. Womöglich findet der Eisprung im nächsten Zyklus erst an Zyklustag 21 statt; die Lutealphase beträgt allerdings erneut die gewohnten zwölf Tage. Dieser Zyklus dauert also 33 Tage. Das heißt auch: Eine »verspätete« Periode ist eigentlich ein verspäteter Eisprung.

Die Panik über eine »ausbleibende Periode« gehört mit etwas Zyklusbeobachtung daher schnell der Vergangenheit an, überflüssige Ausgaben für Schwangerschaftstests auch.

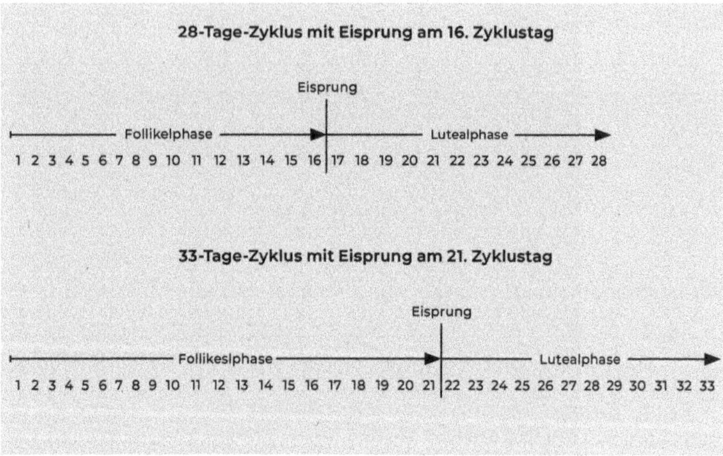

TEMPERATURBEOBACHTUNG

Die zuverlässigste Methode, selbstständig die Follikel- und Lutealphase voneinander abzugrenzen und den Eisprung zu bestätigen, ist die systematische Beobachtung der Basaltemperatur (Aufwachtemperatur).* Diese befindet sich ungefähr bis zum Eisprung auf einem eher niedrigen Niveau (Tieflage). Einen Tag vor bis zwei Tage nach dem Eisprung steigt sie an und bleibt ungefähr bis zur nächsten Periode um 0,2 bis 0,5 °C erhöht (Hochlage). Viele Personen, die das beobachten, können ihren Periodenbeginn nicht nur anhand der Länge der Lutealphase voraussagen, sondern auch, weil die Temperatur am Morgen der Menstruation wieder in die Tiefe rasselt. Sie kann allerdings auch schon kurz vor oder kurz nach Start der Periode absinken.

* Um den präzisen Tag zu bestimmen, bräuchte man einen täglichen Ultraschall. Mit der Basaltemperatur kann man den Zeitraum aber zuverlässig eingrenzen und bestätigen, dass es zum Eisprung kam.

Zwischen den beiden Hauptereignissen Ovulation und Menstruation passiert aber noch einiges mehr, sodass sich der Zyklus eigentlich in vier Phasen aufteilen lässt. Mit diesem Modell lässt sich auch leichter über Energie, Stimmung und Sexualität sprechen. Unser psychisches und körperliches Empfinden wechselt nämlich nicht nur vor und nach dem Eisprung, sondern ist auch von den hormonellen Schwankungen dazwischen beeinflusst. Um die vier Zyklusphasen wahrzunehmen, empfiehlt sich die Beobachtung von Menstruation, Zervixschleim und/oder Muttermund. Diese Körperzeichen verändern sich laufend und geben daher Einblick in die zyklischen Entwicklungen. Die vier Zyklusphasen nennt man Menstruationsphase, Follikelphase, Eisprungphase und Lutealphase.

Menstruationsphase

Genau genommen ist die Menstruationsphase der erste Teil der Follikelphase, doch da die Blutung so ein charakteristisches Merkmal ist, kann man sie auch als eigene Phase betrachten. Während der Menstruation wird die Gebärmutterschleimhaut, die sich im vorigen Zyklus aufgebaut hat, ausgeschieden – allerdings nicht, wie oft fehlerhaft behauptet, die Eizelle. Wurde diese nicht befruchtet, stirbt sie im Eileiter ab und wird dort vom Körper abgebaut. In der Menstruationsphase, vor allem zu Beginn, sind alle Zyklushormone auf ihrem Tiefstand, was auch die oft empfundene Müdigkeit und das Bedürfnis nach Ruhe erklärt.

Follikelphase

Einige Tage nach Zyklusbeginn steigt der Östrogenspiegel an. Das merken wir nicht nur an mehr Energie und Extrovertiertheit, sondern auch an der zunehmenden Feuchtigkeit: Der Zervixschleim verflüssigt sich und ist – manchmal direkt nach Abklang der Periode, manchmal einige

Tage später – am vaginalen Eingang beobachtbar. Es kann ein feuchtes Gefühl beim Darüberwischen sein oder auch sichtbarer Schleim, zunächst oft eher dicklich und weißlich. Einige Tage später geht dies meist in ein nasses oder rutschiges Gefühl am Vaginaleingang über. Man findet nun transparenten, dehnbaren oder wässrigen Zervixschleim. Dieser deutet darauf hin, dass der Östrogenspiegel hoch und, falls alles nach Plan läuft, der Eisprung nicht mehr weit ist (ob es wirklich zum Eisprung kam, kann man erst im Nachhinein bestätigen).

Eisprungphase

Beim Eisprung bricht der Follikel (Eibläschen) auf, die darin liegende Eizelle wird in den Eileiter freigegeben. Trifft sie auf Spermien, findet womöglich eine Befruchtung statt, ansonsten stirbt die Eizelle nach 12 bis 18 Stunden im Eileiter und wird vom Körper abgebaut. Falls mehrere Eisprünge stattfinden (so entstehen beispielsweise zweieiige Zwillinge), geschieht dies innerhalb weniger Stunden. Die Eisprungphase ist die kürzeste Zyklusphase und gleichzeitig von starken hormonellen Veränderungen geprägt. Denn kurz vor dem Eisprung sind FSH, LH und Östrogen auf dem Höchststand; nach dem Eisprung fallen diese Hormone rapide ab, dafür steigt Progesteron schnell an. Dieses ist das dominante und wichtigste Hormon der Lutealphase.

Lutealphase

Da Progesteron eine wärmende Qualität hat, steigt rund um den Eisprung die Körpertemperatur und bleibt bis zum Zyklusende erhöht. Der Zervixschleim entwickelt sich wieder rückläufig: Er wird fester oder ist gar nicht mehr an der Vulva/am Vaginaleingang sichtbar. Ist der Eisprung vorbei und die Eizelle abgestorben, kann im aktuellen Zyklus keine Schwangerschaft mehr eintreten. Auch Stimmung und Befinden ändern sich: Progesteron sorgt dafür, dass wir uns nach Rückzug und Ruhe sehnen. Zum Ende des Zyklus hin sinkt Progesteron wieder, auch Östrogen erreicht einen Tiefpunkt. Die nächste Blutung wird ausgelöst – und damit der Start eines neuen Zyklus.

INNERE JAHRESZEITEN

Die Zyklusphasen lassen sich bildhaft mit den vier Jahreszeiten vergleichen. Die Menstruation stellt den inneren Winter dar, die Follikelphase den Frühling, die Eisprungphase den Sommer und die Lutealphase den Herbst. Kein naturwissenschaftlicher Fakt, aber eine poetische Metapher, mit der sich viele Menschen identifizieren können: Sich zu Hause einkuscheln und zurückziehen tun viele im Winter ähnlich gern wie während der Periode. Energie, Tatendrang und Lust auf Neues fallen oftmals mit der Follikel- und Eisprungphase beziehungsweise den warmen Jahreszeiten zusammen. Natürlich sind diese Empfindungen nicht in Stein gemeißelt. Der Zyklus ist einer von vielen wichtigen Faktoren, die unser Befinden beeinflussen. Aber wenn mir eine Freundin schreibt »Lass uns erst nächste Woche treffen, bin total im inneren Herbst«, weiß ich nicht nur, was sie meint – sondern kann es auch hundertprozentig nachfühlen.

UND WAS HAT DAS GANZE MIT SEX ZU TUN?

Biologisch-pragmatisch betrachtet bestimmt der Zyklus unsere Fruchtbarkeit – die übrigens nur etwa sechs Tage pro Zyklus besteht, unabhängig von der gesamten Zykluslänge. Denn: Spermien können maximal fünf Tage lang befruchtungsfähig bleiben, eine freigegebene Eizelle überlebt im Eileiter 12 bis 18 Stunden. Daraus ergeben sich sechs Tage pro Zyklus, an denen tatsächlich eine Schwangerschaft verursacht werden kann. Um auf Basis dieses Wissens sicher zu verhüten, muss man die Körperzeichen nach einem Regelwerk (z. B. NFP nach Sensiplan) systematisch analysieren und einige Tage Puffer addieren. Wünscht man sich hingegen eine Schwangerschaft, muss man davon ausgehen, dass sechs Tage schon das großzügigste Zeitfenster sind. Auch hier hilft Zyklusbeobachtung, um die fruchtbaren Tage maximal auszunutzen – besonders bei unregelmäßigen Zyklen.

Doch genauso wie Sexualität mehr ist als Fruchtbarkeit und Fortpflanzung, so ist auch der Einfluss des Zyklus auf unser sexuelles Leben vielschichtig. Erstens sind da körperliche Veränderungen: Die vaginale Feuchtigkeit schwankt, der Muttermund steht mal tiefer, mal höher in der Vagina, die Sensibilität der Brüste variiert – all das wirkt sich auf das sexuelle Empfinden aus. Zweitens ist auch die Lust auf Sex zyklisch beeinflusst. Meist steigt sie, wenn es auf den Eisprung zugeht, und sinkt in der prämenstruellen Phase. Doch es ändert sich nicht nur, wie oft man will, sondern auch was und mit wem. Warum man während des Zyklus auf unterschiedliche Typen stehen und wie sich der Wunsch nach Kuschelsex mit dem nach kinky Abenteuern abwechseln kann, erzähle ich im Kapitel »Ebbe und Flut«.

Falls dir nun durch den Kopf geht: Warum hat mir das alles niemand früher gesagt? Dann sei dir gewiss: Das frage ich mich selbst auch. Alles Beschriebene habe ich mir selbst angelesen und beobachtet, im Sexualkundeunterricht Anfang der 2000er war dafür wohl kein Platz auf dem Overheadprojektor. Ob das heute anders ist?

Tampons an der Tafel: Was wir in der Schule (nicht) über den Zyklus gelernt haben

In der sechsten Klasse zogen wir nicht nur in den Neubau des Schulgebäudes um, auch in uns selbst geriet alles in Umbruch. Die Pubertät stand vor der Tür und wir ihr planlos gegenüber. Entsprechend zweifelhaft waren unsere Bewältigungsstrategien.

In einer Pause zogen ein paar Jungs Tampons hervor. Sie rissen die o.b.s aus der Plastikhülle, hängten die nackte Baumwolle an die Tafel, grinsten. Hämisch, so schien es mir. Wie viele Tampons waren es? Wie lange hingen sie da? Bevor eine Lehrkraft die Jungs zur Rechenschaft ziehen konnte, waren die Corpora Delicti längst wieder weg. Auch wenn mir die Details fehlen, erinnere ich mich glasklar an mein Gefühl in dem Moment: Scham. Denn obwohl ich noch nie einen Tampon benutzt hatte, verstand ich: Der Spott gilt mir. Mir und allen im Raum, die ihre Tage hatten oder haben würden. Vergessen war der Stolz, den ich bei meiner ersten Periode empfunden hatte.

Umso vorfreudiger war ich, als unser Biolehrer ankündigte, dass bald Sexualkunde anstünde. Ich hoffte, mehr über meinen Körper und all die wundersamen Veränderungen zu lernen. Unser Lehrer schien die richtige Person dafür: Er war jung, cool, beliebt – wenn einer über dieses geheimnisvolle Thema namens Sex(ualität) Bescheid wusste, dann wohl er. Doch ich wurde enttäuscht. Statt über Fragen und Unklarheiten zu reden und vielleicht einmal in Ruhe Tampons & Co. aus der Nähe anzusehen, studierten wir Querschnitte von »Scheide« und »Glied« auf dem Overheadprojektor. Ein Zeichentrickfilm vermittelte uns zwar auch praktischere Aspekte, aber die bezogen sich vor allem auf die männliche Anatomie – es ging um feuchte Träume und spontane Erektionen. Was hingegen bei mir los war, konnte ich nicht einordnen – wie zum Beispiel den Schleim in meiner Unterhose.

Lange her, Schwamm drüber, könnte man an der Stelle sagen. Doch was wir lernen – oder eben nicht –, wirkt sich ein Leben lang auf unsere Sexualität, unser Wohlbefinden und unsere Selbstbestimmung aus. Deshalb lohnt es sich, darüber nachzudenken und Versäumnisse nachzuholen.

Im schulischen Sexualkundeunterricht wird die körperliche Entwicklung der biologischen Geschlechter erklärt.* Dies geschieht jedoch nicht in geschlechterspezifisch gleichem Umfang und vor allem mit einer unterschiedlichen Bewertung, wem diese Veränderungen Freude und wem sie Sorgen bringen. Eine Bekannte erzählte mir, dass ihre männlichen Klassenkameraden als Spermien verkleidet eine Rallye durch die Schule machen sollten. Eine andere, dass die Klasse witzige Namen für den Penis aufsagen sollte. Bezogen auf das weibliche Pendant gab es das Ganze nicht. Und auch wenn beide diese Erlebnisse als absoluten *Fail* bezeichneten, fällt auf: Bei männlichen Körperteilen und -flüssigkeiten geht es eher Richtung »Höhöhö«, bei weiblichen ist man schnell bei »Igitt« oder gleich völliger Sprachlosigkeit.

Ein weiteres Problem in der schulischen sexuellen Bildung ist, dass häufig unpassende Vergleiche gezogen werden. Jungen bekommen ihren ersten Samenerguss, Mädchen die erste Periode: So wird es oft ge-

* Inter*, nichtbinäre und trans Menschen bleiben oft völlig außen vor.

lehrt und gegenübergestellt. Dabei entsprechen sich diese beiden Geschehnisse ebenso wenig, wie die Vagina das Äquivalent zum Penis ist (das ist nämlich die Klitoris). Aus biologischer Perspektive gehören Ejakulation, Eisprung und Zervixschleim zusammen – alle drei braucht man für eine (natürliche) Befruchtung. In Bezug auf das sexuelle Empfinden könnte man an der Stelle über verschiedene Arten von Orgasmen, Squirting und weibliche Ejakulation sprechen. Zum Höhepunkt kommen können alle Geschlechter, doch wer hat den Mut und das Wissen, offen darüber aufzuklären? Lust und Genuss stehen in der Sexualkunde weit hinter Fortpflanzung zurück.

Wenn die Quintessenz am Ende »Jungen masturbieren, Mädchen menstruieren« ist, ist es jedenfalls kein Wunder, dass viele Mädchen schon vor der ersten Blutung denken, sie hätten die Arschkarte gezogen. Ich zumindest fühlte mich nach dem Sexualkundeunterricht nicht wohler in meinem Körper. Immerhin, beim Anschauen des Zeichentrickfilms dachte ich mir: Eine sichtbare Erektion auf dem Fünfmeterturm, das kann mir wenigstens nicht passieren. Dass ich von dieser Peinlichkeit verschont bleiben würde, war das Positivste, was ich aus den Schulstunden mitnahm.

Es gab zwar einige Reformen in der Sexualerziehung (in manchen Bundesländern wurde »Sexuelle Vielfalt« in den Lehrplan aufgenommen), doch in Bezug auf den Menstruationszyklus hat sich wenig getan. Und das ist ein Problem, denn die Herausforderungen haben sich geändert. Das berichtete mir auch Anna Rauschert, als ich sie zu ihrer Perspektive als Lehrerin befragte. Wir haben im selben Institut unsere Weiterbildungen absolviert – sie zur Sexualpädagogin, ich zur Paar- und Sexualberaterin – und kamen über gemeinsame Bekannte in Kontakt. »In der neunten oder zehnten Klasse kommt es schon vor, dass Jugendliche Videos von Influencer*innen sehen, die etwa zur Temperaturmethode raten – und dann wird das auf Basis von Halbwissen nachgemacht.«

Auch auf Youtube informieren sich inzwischen viele Jugendliche über hormonfreie Verhütung – dort gibt es sowohl gut recherchierte als auch irreführende Videos. Doch unterscheiden, welche Inhalte zuverlässig sind, kann man nur, wenn man selbst die Funktionsweise des Zyklus kennt. Das gilt für Teenager wie für Erwachsene. In der schulischen sexuellen Bildung wäre es wichtig, solche Themen im Unterricht aufzugreifen und zu erklären, wie man lernen kann, seine individuellen Zyklen zu beobachten und zu verstehen – und warum eine App oder ein einzelnes Video dafür nicht ausreicht.

Klarzumachen, dass Zyklus, Schwangerschaft und Verhütung nicht nur Frauensache sind, wäre ein wichtiges Bildungsziel. Doch immer noch wird unterschwellig das Gegenteil vermittelt. Anna Rauschert erzählte mir in unserem Gespräch, dass Lehrkräfte für die Sexualkunde ihre Materialien unter anderem von der Bundeszentrale für gesundheitliche Aufklärung (BzgA) beziehen. Bei meiner Recherche stieß ich auf eine BzgA-Broschürenreihe namens *Sex & Tipps*. Darin enthalten sind zwei Hefte mit den Titeln »Jungenfragen« und »Mädchenfragen«. Zu Fruchtbarkeit und Fortpflanzung finden sich unter anderem die folgenden zwei Absätze. Der erste richtet sich an Mädchen:

> *Du kannst schwanger werden. Das heißt, du könntest theoretisch ein Kind bekommen, wenn du mit einem Jungen schläfst. Auch wenn du dich noch nicht erwachsen fühlst: Du hast jetzt eine neue Verantwortung! Du musst aufpassen, dass du nicht ungewollt schwanger wirst, und unbedingt vorher die Verhütung klären, wenn du Sex hast.*[3]

Erkennen soll das Mädchen seine Fruchtbarkeit an der ersten Menstruation. Der Zervixschleim wird nicht erklärt. Stattdessen heißt es in der Einleitung zu körperlichen Veränderungen: »Du hast auf einmal so einen komischen Ausfluss im Slip.«[4] Uff! Fühlst du dich auch direkt ein bisschen unbehaglich?

Wenn wir das Beispiel umdrehen, würde im Heft für Jungen beim Thema Samenerguss stehen: »Auf einmal kommt so eine komische Flüssigkeit aus deinem Penis.« Undenkbar, oder? Doch der Text an sie klingt weitaus angenehmer:

Pubertät heißt auch, dass du geschlechtsreif wirst. Dass du also körperlich in der Lage bist, Kinder zu zeugen. Viele Jungen erkennen das an nächtlichen Träumen, bei denen etwas Flüssigkeit aus dem Penis kommt. Das nennt man ›feuchte Träume‹, und bei der Flüssigkeit handelt es sich um die Samenflüssigkeit. Sie enthält Millionen von Spermien (Samenzellen) [...]«[5]

Ich greife diese Beispiele keineswegs heraus, um die BzgA zu bashen – insgesamt schätze ich das Institut und seine Inhalte sehr. Doch die Textausschnitte verdeutlichen, wie tief Annahmen über weibliche und männliche Sexualität in unserer Gesellschaft verankert sind. Selbst bei Institutionen, die sich um Sachlichkeit und Neutralität bemühen.

»Fruchtbarkeit ist ein ähnlich krasses Statussymbol wie Potenz«, schreibt die Autorin Katja Lewina in ihrem Buch *Bock. Männer und Sex.*[6] Und die UNESCO stellt in ihren internationalen Empfehlungen zu sexueller Bildung fest: »Bei Jungen ist der Übergang zur Pubertät viel expliziter mit sexuellen Gefühlen in positiver Weise verbunden, während dieser Moment bei Mädchen oft den Beginn widersprüchlicher Botschaften über Sexualität, Jungfräulichkeit, Fruchtbarkeit und Weiblichkeit markiert.«[7]

Keine Frage: Ich gönne jedem Menschen mit Penis wertschätzende Erklärungen für die Zeichen, die ihm sein Körper sendet. Klar ist auch, dass die Pubertät für alle Geschlechter verdammt hart sein kann. Aber: Es fehlt die Balance. Statt Mythen und Stigmata brauchen wir inklusive sexuelle Bildung, in der körperliche Veränderungen ehrlich und empowernd beschrieben werden – und zwar für alle. Dazu gehört auch

Zykluswissen, das über Periode und Schwangerschaftsgefahr hinausgeht. Als ich meine Instagram-Follower*innen fragte, was sie gern in der Schule über den Zyklus gelernt hätten, antworteten viele, dass sie gerne mehr über den Zusammenhang der Zyklusphasen mit der jeweiligen Stimmung oder Leistungsfähigkeit erfahren hätten. Auch dass man nicht jeden Tag fruchtbar ist, hätten einige lieber vermittelt bekommen, statt in regelrechte Panik vor einer Schwangerschaft zu geraten. Mehrere hätten sich gefreut, zu hören, dass man den eigenen Körper beobachten kann, dass Zervixschleim normal ist und man stolz darauf sein kann, statt sich für »komischen« Ausfluss zu schämen.

Die Frage nach dem Ausfluss wird Anna Rauschert von jüngeren Mädchen häufig gestellt. Und die Verunsicherung scheint bis heute fortzubestehen: »Oft sagen sie dann, man müsse jeden Tag eine Slipeinlage benutzen, sonst sei das eklig.« Anna berichtigt diesen Mythos gern, doch das geht nicht allen Lehrkräften so. Manche fühlen sich unwohl dabei, Sexualkunde zu unterrichten – auch weil sie kaum darauf vorbereitet werden. Im Studium kommt das Thema nicht vor.

Gegen den Zeitmangel können selbst die engagiertesten Lehrkräfte nichts ausrichten: Im Biologieunterricht sind nur wenige Stunden für sexuelle Bildung vorgesehen. Die Anzahl schwankt je nach Region und Lehrperson. Eigentlich sollte die Verantwortung aber auch nicht allein bei den Biologielehrkräften liegen, denn laut Lehrplan sollte Sexualerziehung fächerübergreifend stattfinden – was laut Anna ein großer Gewinn wäre: »In Deutsch könnte man toll anhand von Literatur zu Beziehung und Sexualität arbeiten.« Umgesetzt werde das allerdings kaum. Während ich dies schreibe, verspüre ich Wut, aber auch Mitgefühl. Mit meinen Mitschüler*innen und mir selbst, aber auch mit den Lehrkräften, die nicht zu diesem wichtigen Thema ausgebildet werden. Weil wir in einem System leben, in dem sexuelle Bildung keine Priorität hat.

Es gibt allerdings Menschen, Vereine und Unternehmen, die das ändern möchten. Als externe Expert*innen bieten sie Workshops zu sexueller Bildung an. Manche davon beschäftigen sich sogar spezifisch mit dem Menstruationszyklus, zum Beispiel das Programm My Fertility Matters (MFM), das 1999 von der Ärztin Elisabeth Raith-Paula gegründet wurde.[8] Mädchen und Jungen sollen darin in getrennten Workshops einen wertschätzenden Zugang zu ihrem Körper und ihrer Sexualität vermittelt bekommen. Die Tochter einer Bekannten von mir hat daran teilgenommen; als ich sie zu ihrer Erfahrung befragte, erzählte sie mir selbstbewusst, dass sie sich seitdem auf den Beginn ihres Zyklus freue. Was man allerdings auch sagen muss: Sexuelle Vielfalt ist in dem Programm nicht vorgesehen. Aufgeteilt wird in Mädchen und Jungen, und es geht viel darum, unter welchen Bedingungen und in welcher Zyklusphase sich Spermium und Eizelle treffen (können).

Ein anderer Ansatz stammt von der Nichtregierungsorganisation WASH United. Dort wurde ein erzählerischer und spielerischer Guide namens *Ellas Welt* entwickelt, der die erste Menstruationserfahrung eines Mädchens beschreibt. Nicht Fortpflanzung, sondern Gefühle, Selbstbestimmung und gegenseitige Unterstützung stehen hier im Fokus. Der Guide ist so konzipiert, dass Lehrkräfte ihn selbst nutzen können, also keine externen Expert*innen eingeladen werden müssen.* Momentan ist er ausschließlich auf Mädchen ausgelegt. In der Pilotphase hatten Mädchen den Wunsch geäußert, das Thema Menstruation unter sich zu besprechen, erklärte mir Projektmanagerin Ina Jurga diesen Umstand.

Dass Scham je nach Klassendynamik und Alter ein Thema ist, ist klar. Andererseits: Wie viel Safe Space, aber auch wie viel Mauerneinreißen braucht es, damit alle Geschlechter lernen, entspannt mit dem Thema umzugehen? Anna Rauschert findet, dass man pubertierende

* Viele Lehrkräfte befürworten zwar den Einsatz externer Expert*innen, doch oft scheitert dies an der (Nicht-)Zuteilung von entsprechendem Budget.

Jungen in der Hinsicht nicht unterschätzen sollte: »In meinem Referendariat habe ich eine Unterrichtsstunde in der neunten Klasse über Hormone und Zyklus gestaltet. Dabei kam ein Gespräch ins Rollen, bei dem sich auch einige Jungs interessiert beteiligten. Wir besprachen, warum die Stimmung manchmal mit den Zyklusphasen schwankt. Ich hatte den Eindruck, dass die Klasse richtig viel daraus mitgenommen hat.« Was allerdings einer ihrer Prüfer anschließend sagte? »Warum muss man so was denn wissen? Meine Frau ist auch ohne solche Informationen schwanger geworden.«

Mit dieser Ansicht ist er (leider) nicht allein. Wenn ich Menschen vom Thema meines Buchs erzählte, fragten sie mich bezeichnenderweise oft, ob es für Jugendliche geschrieben sei. Vermutlich steckt dahinter die Annahme, dass junge Menschen zu Zyklus und Sexualität aufgeklärt werden müssen, während »wir Erwachsenen« Bescheid wissen. Dass dieses »Bescheid wissen« eher ein Durchwursteln ist, fällt vermutlich allen auf, die ehrlich darüber reflektieren. Die gute Nachricht ist, dass man in jedem Alter dazulernen kann – und sollte. Weil es eine Bereicherung ist, den eigenen Körper kennenzulernen, auch über 18 oder gar 80. Und weil der erste Schritt, um Kindern und Jugendlichen ein gutes Körpergefühl mitzugeben, darin besteht, unsere eigenen Einflüsse zu überdenken. Wenn du das liest, bist du schon voll dabei.

Eine bittere Pille? Von Wirkung und Nebenwirkungen hormoneller Verhütung

»Der Sex mit ihm ist das Geilste, was ich je erlebt hab.« Eine Teenie-Party, ein Lagerfeuer und eine Runde Girls, die (scheinbar) Bescheid wussten. Allen voran Lana. Im Gegensatz zu mir hatte sie einen Freund, große Brüste und ein Pillenrezept. Sie wohnte in der Großstadt, ich war zu Besuch vom Dorf angereist. Kurz gesagt: Ich hatte nichts von Lanas Lifestyle. Was ich hingegen hatte: Zweifel an der Erzählung vom »geilsten Erlebnis ever«. Aber vielleicht war ich nur neidisch? Dass Lana mehr Erfahrung hatte als ich, war unbestreitbar. Ich war Jungfrau, und mein größter Erfolg des Abends war der Sieg beim Schokokuss-Wettessen. Einerseits konnte ich es kaum erwarten, erwachsen zu werden und all die Geheimnisse selbst zu erkunden. Andererseits konnte ich mir Sex – darunter verstand ich damals Penetration – noch nicht wirklich vorstellen. Aber egal. Ich wollte vor allem eins: sexy sein und begehrenswert. Ich wünschte mir Brüste in mindestens Körbchengröße C, besser D (es waren die frühen 2000er, das Schönheitsideal forderte noch keinen Kim-Kardashian-Hintern, sondern »Holz vor der Hüttn«.) Und ich hatte gehört, dass die Pille dabei helfen könnte.

Sie mir einzig für diesen Zweck verschreiben zu lassen? So weit ging ich dann doch nicht. Ich komme aus einer Patchworkfamilie, die eher

»öko« eingestellt ist; weder meine Mutter noch meine Stiefmutter waren begeistert von hormoneller Verhütung. Ich wusste, dass es hier nicht um ein Lifestyleprodukt ging. Dass die Pille ein Medikament ist, checkte ich trotzdem nicht so ganz. Zu sehr unterschied sie sich – in Namen, Design, Verbreitung – von allem, was sonst über die Apothekentheke ging.

Als ich schließlich Sex hatte (Spoiler: Es war erst mal nicht das Geilste, was ich je erlebt hatte), sah ich nur einen logischen Schritt. Ich ging in eine gynäkologische Praxis und verließ sie wenig später mit einem Pillenrezept. Das Stückchen Papier änderte meine Stimmung augenblicklich, vorfreudige Erwartung erfüllte mich. Dass das Medikament auf dem Rezept meine Stimmung weitaus weniger glücklich beeinflussen würde, würde ich erst später feststellen. Doch ich war überzeugt, alles richtig zu machen. Immerhin war die Pille die sicherste Verhütungsmethode. Dachte ich zumindest.

Denn auch wenn das bis heute häufig behauptet wird, ist es nicht richtig. Bei perfekter Anwendung hat die Pille zwar noch eine Zuverlässigkeit von 99 bis 99,9 Prozent und ist damit *eine* der sichersten Methoden, aber nicht *die* sicherste.* Ungefähr gleichauf liegen zwei hormonfreie Methoden: die Kupferspirale und die symptothermale Methode Sensiplan (ebenfalls bei fehlerfreier Anwendung).

Unter alltäglichen Bedingungen, auch als Gebrauchssicherheit bezeichnet, bietet die Pille allerdings nur zu 97,5 bis 91 Prozent Sicherheit. Denn wie bei allen Verhütungsmitteln, die man aktiv anwenden muss, kann einiges schiefgehen: einmaliges oder gelegentliches Vergessen, eine übersehene Wechselwirkung mit einem anderen Medikament, Durchfall, Erbrechen oder ein Rechenfehler in Bezug auf die Pause zwischen zwei Pillenpackungen. In einer Umfrage von 2020 ga-

---

* Die allerhöchste Wirksamkeit erreichen Methoden, die hormonell und langfristig wirken (Hormonimplantat und Hormonspirale) sowie die Sterilisation.

ben fast zwei Drittel der 14- bis 25-Jährigen an, die Pille schon mal vergessen zu haben.[9]

Doch mit 15 schien mir die Pille nicht nur die sicherste, sondern auch die beste Methode überhaupt zu sein. Neben größeren Brüsten sollte sie auch reinere Haut und seidiges Haar herbei- sowie Periodenschmerzen wegzaubern. Den Coolness-Faktor und das Zugehörigkeitsgefühl gab es gratis dazu.

Diese vermeintlichen Vorteile sind aber nicht der einzige Grund, weshalb viele Mädchen die Pille nehmen. Es liegt auch daran, dass die Alternative nicht wünschenswert scheint. Wenn schon im Sexualkundeunterricht überwiegend an die weibliche Verantwortung appelliert wird, wenn man fälschlicherweise glaubt, jeden Tag schwanger werden zu können, dann wird ein Ausschalten der eigenen Fruchtbarkeit zur einzigen Rettung. Wie ein Verlust wirkt es auch nicht, wenn man die gesundheitliche Wichtigkeit des Zyklus nicht kennt. Oder nicht einmal weiß, dass man mit Pille keinen hat. Und so kommt es, dass etwa drei von vier Mädchen hormonelle Verhütung ausprobieren – damals wie heute. Eine davon war ich. Ich ahnte nicht, auf was für eine Odyssee ich mich damit begab.

Das erste Präparat, das ich nahm, war eine Minipille, deren Name mir entfallen ist. Ich weiß nur noch, dass er nicht so wohlklingend war wie die Pillen, die einige Klassenkameradinnen nahmen: Valette, Yasmin, Aida. Auch die Wirkung war eher ernüchternd: Zwar schützte sie mich davor, schwanger zu werden, doch meine Stimmung sank auf einen Tiefpunkt, meine gerade erst aufkeimende Lust auf Sexualität ebenso. Der Effekt war so deutlich, dass ich das Präparat nach wenigen Monaten wechselte. Meine Laune besserte sich, doch mit der neuen Pille blutete ich im Zweiwochentakt. Das hatte ich mir nun wirklich nicht unter einer angenehmeren Periode vorgestellt. Ich beendete die Einnahme schleunigst wieder, wenig später auch meine Beziehung und blieb vorerst pillenfrei. Ich dankte dem Schicksal, dass meine Brüste ganz von selbst auf meine Wunschgröße gewachsen waren, denn einen heißen Körper zu haben (beziehungsweise meine Vorstellung davon) war mir weiterhin wichtig. In einer Beziehung sexuell attraktiv und verfügbar zu sein auch. Deshalb gab es für mich nur einen Weg, als ich mich etwa ein Jahr später neu verliebte. In einer festen (Hetero-)Beziehung nahm man die Pille, fertig. Kondome galten auf Dauer als seltsam, nervig, ja nahezu unerträglich. Andere Optionen waren mir ebenso wenig bekannt wie die Funktionsweise meines Zyklus.

Ich besprach mich mit einer Gynäkologin in der Hoffnung auf ein besser verträgliches Präparat. Die angenehme Beratung stimmte mich optimistisch. Und tatsächlich schien ich diesmal mehr Glück zu haben. Die vermeintlich einzige Nebenwirkung meiner neuen Pille war eine positive: Meine Periodenschmerzen, die mich mehrere Jahre lang jeden Monat beeinträchtigt hatten, waren weg. Meine Blutung kam auf die Stunde genau und verzog sich nach eineinhalb Tagen wieder. Dadurch kam auch ein Anflug des Lebensgefühls zurück: Ich bin reif, ich bin sexy, ich nehme die Pille.

Inzwischen war ich 17, das Abi rückte in greifbare Nähe. Nur langsam, ganz allmählich, fiel mir auf, dass meine Emotionen weit weg von der Euphorie waren, die ich mir für diesen Lebensabschnitt erträumt hatte. Mit Eintritt in die Kollegstufe – so hießen damals die Klassen 12 und 13 in Bayern – waren wir nicht mehr in festen Klassengemeinschaften organisiert, sondern ein Pool aus über 120 jungen Menschen, die je nach Kurs und Schwerpunkt die Räume wechselten. Mittendrin ich, ein bisschen Hippie, ein bisschen Weirdo. Verpeilt, chaotisch, meinungsstark. In einer überschaubaren Klasse von 25 bis 30 Personen hatten mich die meisten so gemocht, wie ich war. In dem losen Verband, der nun folgte, sah das anders aus, auch wenn ich meinen festen Freundeskreis hatte. Meine drei besten Freundinnen waren mit Jungen aus der Stufe zusammen, mein Freund studierte in einer anderen Stadt. Ich fühlte mich fehl am Platz und grübelte viel. Was, wenn meine Beziehung nicht funktionierte? Was, wenn ich nicht den ersehnten Platz für ein freiwilliges soziales Jahr in Lateinamerika bekam und in meinem Kaff hängen blieb? Was, wenn ich den Führerschein nicht schaffte oder ein mieses Abi schrieb?

Manchmal weinte ich, ohne genau zu wissen, warum. Doch schlimmer als das unvermittelte Losheulen war die Grundstimmung, die mich begleitete. Eine dumpfe Mischung aus Angst und Niedergeschlagenheit, die es nicht einmal schaffte, sich mit Tränen ihren Weg zu bahnen. Ich zweifelte an mir selbst. Wo war die mutige, lustige Person, als die ich mich kannte und als die ich bekannt war? Ganz weg war sie nicht, denn auch in jener Zeit ging ich auf Festivals und Reisen, genoss meine zunehmende Freiheit. Und doch: Bis heute erinnere ich mich an meine letzten zwei Schuljahre, als ob eine dauergraue Wolke über mir gehangen hätte. Heute weiß ich, dass ich dieses Gefühl mit vielen Menschen teilte, die hormonell verhütet haben.

»Die Pille erhöht das Depressionsrisiko.« Diese Schlagzeile ging etwa 2016 durch die Medien. Ein Forscher*innenteam in Dänemark hatte über eine Million Daten ausgewertet und verglichen, wie oft Pillennutzende im Vergleich zu Frauen ohne hormonelle Verhütung die Diagnose Depression erhielten und Antidepressiva verschrieben bekamen. Das Ergebnis: Bei Kombipillen (synthetische Östrogene und Gestagene) wurden 20 Prozent mehr Antidepressiva verschrieben, bei Minipillen (nur Gestagene) 30 Prozent mehr. Besonders betroffen waren 15- bis 19-Jährige: 80 beziehungsweise 120 Prozent häufiger litten Jugendliche, die hormonell verhüteten, an Depressionen.[10] Eine zweite Studie kam zu dem Ergebnis, dass auch das Suizidrisiko erhöht sei.

Die Deutsche Gesellschaft für Gynäkologie und Geburtshilfe (DGGG) kritisierte die Studien. Mehr als einen zeitlichen Zusammenhang zeigten sie laut ihnen nicht. Es gebe zu viele Faktoren, die ebenfalls eine Depression begünstigen könnten: den Beginn der sexuellen Aktivität als Zeit des Umbruchs und der Aufregung zum Beispiel. Außerdem würden die häufigen Arztbesuche auch zu mehr Diagnosen führen, schließlich müssen Pillennutzende regelmäßig in die Praxis, um sich ein neues Rezept zu holen. Bei Nicht-Pillennutzenden sei nicht bekannt, ob und wie oft sie Arztkontakte hätten.[11]

All diese Einwände beruhen allerdings selbst auf Vermutungen. Ob ein*e Gynäkologe*in bei mir eine Depression bemerkt hätte, wage ich auch zu bezweifeln. Aber natürlich ist es richtig, dass sich in der Pubertät und in den Jahren danach viel verändert – und dass das auf die Stimmung schlagen kann. Bei mir zum Beispiel das Wegfallen der Klassenstruktur und die ungewisse Zukunft. Es bleibt die Frage, ob mich diese Dinge »dank« der Pille besonders bedrückten. Denn auch wenn ich keine klinische Depression entwickelte, spürte ich eindeutig eine ängstliche, traurig gefärbte Grundstimmung. Und dass die bei Pillennutzenden tatsächlich häufiger vorkommt, ergab unter anderem eine Studie aus dem Jahr 2017.[12] Es ist auch schlichtweg logisch, wenn man sich den Wirkmechanismus hormoneller Verhütung ansieht.

Die synthetischen Gestagene, die in Antibabypillen enthalten sind, täuschen dem Körper vor, dass der Eisprung bereits vorbei ist. Entsprechend findet das Östrogen- und Testosteronhoch, das für gute Laune und Energie sorgen kann, nicht statt. Das passt gut zu meinem selbstkritischen statt draufgängerischen, anhänglichen statt extrovertierten Verhalten, das ich an den Tag legte, als ich die Pille nahm. Der naheliegende Vergleich mit der Lutealphase beziehungsweise einer Frühschwangerschaft passt zwar nicht hundertprozentig, denn die synthetischen Hormone gleichen nicht dem natürlichen Progesteron, und es spielen noch weitere Wirkkomplexe eine Rolle. Klar ist aber: Die Pille imitiert einen hormonellen Zustand, in dem wir uns eher zurückgezogen fühlen, nicht die extrovertierte Eisprungphase.

Kommt dir das bekannt vor? Oder erging es dir ganz anders? Wie stark man das spürt, ist individuell sehr verschieden. Viele berichten von einem mit der Pilleneinnahme verbundenen Libidoverlust, der mir zum Glück weitgehend erspart blieb. Andere berichten sogar von mehr Lust als vorher. In einem natürlichen Zyklus ist die Lust tendenziell rund um den Eisprung am größten, kurz vor der Periode am niedrigsten. Warum führt die Unterdrückung des Eisprungs zu so widersprüchlichen Ergebnissen? Auch das kann unterschiedliche Gründe haben: Wer vorher in ständiger Anspannung wegen einer möglichen Schwangerschaft gelebt hat, fühlt sich mit Pille vielleicht weniger gestresst und hat mehr Raum für Lust. Oder der Griff zur Pille fällt mit einer neuen Beziehung zusammen; Verliebtheit boostet die Libido. Es gibt aber auch viele Menschen, die eine Lustminderung als Nebenwirkung hormoneller Verhütung sehr wohl kennen. Dass ihr Begehren auf Sparflamme war, merken sie oft erst, wenn es nach dem Absetzen explodiert. Vor allem antiandrogene Pillen senken den Testosteronspiegel und die sexuelle Lust gleich mit. Diese Präparate werden aber gerade jüngeren Menschen gern verschrieben, weil sie die Haut reiner macht.[13]

Mir selbst fehlte mit der neuen Pille zwar nicht die Lust, dafür aber die vaginale Feuchtigkeit. Meine Frauenärztin nannte mir die hormonelle Verhütung als mögliche Ursache, und inzwischen verstehe ich auch, warum: Die körpereigene Östrogenproduktion, die die Durchblutung und Befeuchtung der Vagina begünstigt, wird durch die Pille zurückgefahren.[14] Zwar beinhaltet diese eine synthetische Form von Östrogen, dieses ist allerdings niedrig konzentriert und ersetzt nicht den natürlichen Hormonspiegel. Außerdem führt die Pille dazu, dass der Zervixschleim verdickt. Dieser hat zwar nichts mit sexueller Erregung zu tun, spendet aber zusätzliche Feuchtigkeit – vor allem nahe dem Eisprung.

Immer wieder plagten mich in dieser Zeit außerdem vaginale Infektionen, vor allem nach meiner Blutung. Damals hielt ich es für einen fiesen Zufall, heute weiß ich, dass ein eindeutiger Zusammenhang besteht: Auf angegriffenen Schleimhäuten können sich leichter Erreger ansiedeln, und meine waren dank Pille und Tampons (von Menstruationstassen und Periodenunterwäsche sprach damals kein Mensch) leider *extra dry*. Also versuchte ich es wieder mit einem anderen Präparat: dem Verhütungsring. Und tatsächlich ging es mir damit zunächst besser, die Feuchtigkeit nahm ein wenig zu, die Infektionen ab. Doch auch das ist individuell. Manche reagieren besser auf den Ring, manche auf eine Pille. Fest steht, *dass* unser Körper auf Hormonpräparate reagiert – und oft nicht so, wie wir es uns wünschen.

Mit den möglichen Nebenwirkungen hormoneller Verhütung könnte man ein Buch füllen. Ich kann dir nur empfehlen, diejenigen zu notieren, die du erfahren hast. Vielleicht erkennst du Zusammenhänge, die dir oder anderen weiterhelfen. Nicht immer kommt man darauf, dass ein gesundheitliches Problem eine Nebenwirkung der Pille sein könnte. Vor allem, wenn es nicht zu den weitverbreiteten Klassikern zählt. Sonnenempfindlichkeit, Schwierigkeiten mit Kontaktlinsen, Verschlimmerung von Schilddrüsenerkrankungen, Nährstoffmängel, Harnwegsinfektionen, Kopfschmerzen, Gewichtsveränderung, Wassereinlagerungen ... Ich habe selbst viel erlebt und noch mehr gehört.

Außer Zweifel steht, dass die Pille in ein hochkomplexes Hormonsystem eingreift und längst nicht alle Auswirkungen geklärt sind. Manche vermuteten Nebenwirkungen sind (noch) nicht bewiesen – aber auch nicht widerlegt. So wird beispielsweise diskutiert, ob die Pille das Gehirn verändern oder die Partner*innenwahl beeinflussen kann. Der Geruchssinn verändert sich während der Einnahme der Pille erwiesenermaßen, wie stark sich das im realen Leben auswirkt, ist allerdings umstritten.[15]

Die Tragweite der Entscheidung, die Pille zu nehmen, sollte inzwischen klar sein. Dass andere Menschen – Ärzt*innen, Partner*innen oder die Gesellschaft – eine*n dazu drängen, wird immer absurder, je mehr man sich bewusst macht, dass es um nichts Geringeres geht als unser Leben. Denn in seltenen Fällen können Nebenwirkungen der Pille zu lebensgefährlichen Komplikationen führen. Bei einer Thrombose beispielsweise entsteht ein Blutgerinnsel (Thrombus) in einem Blutgefäß. Der Pfropf behindert den Blutstrom und kann wandern. Dies kann unter anderem zu einer Lungenembolie führen, wenn eine Beinvenenthrombose nicht erkannt wird und Teile des Pfropfs in die Lunge gespült werden. In Deutschland ging vor einigen Jahren der Fall einer Betroffenen durch die Medien. Die damals 25-jährige Felicitas Rohrer litt seit Wochen unter Atemnot, Erschöpfung und Schlafproblemen, ohne dass ihr jemand die Ursache nennen konnte. Bis sie schließlich kollabierte und vom Notarzt in eine Klinik eingeliefert wurde. Diagnose: doppelseitige Lungenembolie. Die Überlebenschance lag bei unter drei Prozent, erst Atemstillstand, dann Herzstillstand setzten ein. Rohrer konnte durch eine Notoperation gerettet werden. Später entschloss sie sich, den Hersteller ihrer Pille, das Pharmaunternehmen Bayer, zu verklagen. Doch die Klage wurde auch in Revision abgewiesen.[16]

Jahre später lernte ich in Kolumbien eine Freundin kennen, die eine ähnliche Geschichte hat. Weil Jennifer Epilepsie hat, verschrieb der Arzt eine laut ihm besonders niedrig dosierte Pille – Yaxibelle. Als sie eines Tages Atemnot und extremes Seitenstechen bekam, ging sie in die Notaufnahme. Diagnose: Lungenembolie, laut der behandelnden Ärzt*innen wahrscheinlich wegen der Pille. Jennifer hatte mehr Glück als Felicitas Rohrer: Sie geriet nicht in Lebensgefahr, ihre Symptome wurden schnell erkannt und behandelt. Ein kleiner Teil ihrer Lunge nahm Schaden, eingeschränkt ist Jennifer dadurch heute nicht. Damit habe sie viel Glück im Unglück gehabt – und dürfe in Zukunft nicht mehr hormonell verhüten, sagten die Ärzt*innen.

Dass eine Thrombose als seltene Nebenwirkung gilt, hilft den einzelnen Betroffenen nicht weiter. Immerhin nehmen Millionen von Menschen – größtenteils Frauen – allein in Deutschland die Pille, das macht

Tausende Thrombose-Betroffene pro Jahr. Eine bis zwei von 10 000 Frauen, die nicht hormonell verhüten oder schwanger sind, entwickeln pro Jahr eine Venenthrombose. Bei Frauen, die hormonelle Verhütung verwenden, sind es je nach Präparat zwischen 5 und 15.[17]

Von so gefährlichen Nebenwirkungen blieb ich zum Glück verschont. Körperlich ging es mir mit dem Vaginalring durchaus gut. Was blieb, war meine gedrückte Stimmung, doch ein Zusammenhang mit den Hormonen, die ich mir zuführte, sah ich nicht. Wie anders ich mich ohne sie fühlen sollte, würde ich erst auf der anderen Seite des Atlantischen Ozeans merken.

Denn im Januar 2009 stand fest: Ich hatte es geschafft. Ab Juli würde ich nicht mehr in einer Kleinstadt in Franken, sondern in der 20-Millionen-Stadt São Paulo wohnen. Am 21. Juli 2009, zehn Tage nachdem Felicitas Rohrer fast in der Klinik gestorben wäre, saß ich im Flugzeug nach Brasilien. Ich wusste nichts von ihr, erst Jahre später würde ich von ihrem Fall erfahren. Dennoch trug ich im Flieger Kompressionsstrümpfe – eine mütterliche Empfehlung. Nichts passierte. Gesund und glücklich landete ich ein paar Stunden später auf einem anderen Kontinent und setzte am nächsten Tag den Vaginalring ab. So, wie ich die Pille nicht nehmen wollte, als ich noch keinen Sex hatte, so wollte ich den Ring nicht weiter anwenden, wenn ich keinen Sex mehr hatte. Das mit dem Sex sollte sich bald wieder ändern. Das mit der hormonellen Verhütung ließ ich ein für alle Mal sein.

Life is a Rollercoaster: Die Zeit nach dem Absetzen der Pille

Ein Moloch aus Beton und Staub. So oder ähnlich schmeichelhaft beschrieben Menschen aus meiner Heimat meinen zukünftigen Wohnort São Paulo – ohne ihn je besucht zu haben. Ich dagegen betrat ihn nun zum ersten Mal. Nach zwei Wochen Einführungskurs im Süden Brasiliens und 18 Stunden Überlandfahrt, die im Busbahnhof der viertgrößten Stadt der Welt endete. Dort traf ich den Fahrer der sozialen Einrichtung, in der ich die nächsten zwölf Monate arbeiten sollte. Ich stieg in den überhitzten Van, wir fuhren los. São Paulo war nicht so hässlich wie in der fränkischen Fantasie, aber größer als meine Vorstellungskraft. Kein Moloch, aber eine nicht endende Fläche aus Gebäuden, Asphalt und Blech. Die Sonne brannte trotz Winter bei 30 °C.

Auf einmal hörte ich Schreie. Schrill. In Aufruhr. Waren das die Gewalt, Überfälle, Schießereien, wovor mich zu Hause so viele gewarnt hatten? Das darf bitte nicht wahr sein, dachte ich. Dann sah ich den Vergnügungspark. Kein Bandenkrieg, sondern fröhliche Familien in der Achterbahn. Ich musste lachen.

Hier war ich also, das Abi hinter und das ganze Leben vor mir. Je näher ich meinem endgültigen Fahrtziel kam, desto mehr wich meine Angst einem Gedanken: Ich habe alles richtig gemacht.

Zwei Wochen später begann meine erste echte Periode nach Absetzen des Vaginalrings. In mein Tagebuch notierte ich, dass sie pünktlich war und ich stolz auf meinen Körper. Direkt darunter, wie schwierig ich es fand, mich in meinem neuen Leben zurechtzufinden. Wie überwältigt ich von allem war. Trotzdem stürzte ich mich hinein, mit einer Energie, die ich lange nicht gespürt hatte. Mein Portugiesisch erkämpfte ich mir mit allen Mitteln. Ich notierte Grammatikregeln und erstellte Vokabellisten, hörte Radio, schaute Telenovelas mit Leoni, meiner brasilianischen Gastmutter. Ich redete mit allen, die sich opferten (also allen); die Hälfte meiner Sätze erblätterte ich im Wörterbuch.

Wie sich mein Zyklus entwickelte, ob mich das Absetzen der künstlichen Hormone beeinflusste? Daran dachte ich kaum. Zum einen, weil ich komplett übersättigt von neuen Eindrücken war. Zum anderen, weil Pilleabsetzen im Jahr 2009 kein Thema war, das in den Medien oder im Freundeskreis besprochen wurde. Ich hielt mich an die einzige mir bekannte Regel: die aktuelle Pillenpackung beziehungsweise in meinem Fall den Vaginalring zu Ende zu nehmen.* Die Gynäkologin hatte ich dafür nicht konsultiert, denn meine Entscheidung stand fest. Natürlich kann ein ärztliches Gespräch sinnvoll sein – vor allem, wenn man die Pille aus gesundheitlichen Gründen (wie Endometriose) nimmt oder schwanger werden möchte. Auch wenn man den Körper nach dem Absetzen optimal unterstützen will, kann man nach Tipps fragen. Es kann allerdings sein, dass stattdessen der ungebetene Ratschlag kommt, bei den synthetischen Hormonen zu bleiben. Zu tief sitzt der Glaube, nur so könne man sicher verhüten. Heute weiß ich, dass das falsch ist, damals betraf mich das Verhütungsthema nicht – mein Freund blieb in Deutschland.

Ich wusste nur von einer möglichen Auswirkung des Absetzens: vor-

---

* Es sei denn, es treten starke Nebenwirkungen auf, die ein sofortiges Absetzen erfordern.

übergehend unregelmäßige Zyklen. Das erschien mir nicht weiter dramatisch. Auch, als ich nach meinem ersten natürlichen Zyklus monatelang nicht blutete, wunderte ich mich kaum. Ich war zu sehr damit beschäftigt, alles um mich herum intensiv wahrzunehmen. Drei Monate nach meiner Ankunft in Brasilien wog ich elf Kilo mehr, was ich aber nicht der hormonellen Umstellung, sondern dem hochkalorischen Essen zuschrieb, das es morgens, mittags und nachmittags bei meiner Arbeit im Gemeindezentrum gab. Tendenziell nimmt man nach Absetzen der Pille eher ab, vor allem, wenn man während ihrer Einnahme zugenommen hat (was bei mir nicht passiert war). Das liegt daran, dass hormonell bedingte Wassereinlagerungen wieder abgebaut werden.

Meine Menstruation – so kam es mir vor – sparte sich für einen denkbar unpassenden Moment auf. Damals glaubte ich noch, dass die Periode spontan losgeht, wann sie will – und vor allem, wenn ich es nicht will. Dass erst ein Eisprung stattfindet, auf den 10 bis 16 Tage später die Menstruationsblutung folgen muss, wusste ich nicht. Erst recht nicht, dass ich ebendiese auch bei meinem 90-Tage-Zyklus hätte vorhersehen können – mit Temperaturmessung. Stattdessen war das Thema in meinem Bewusstsein so weit nach hinten gerückt, dass ich ohne Periodenprodukte auf ein Landhaus im tropischen Nirgendwo reiste. Wir waren bei einer Familie eingeladen, mit der meine Gastmutter befreundet war. Ausgerechnet dort bekam ich meine Tage. Leoni informierte ihre Freundin Maria, die schon in der Menopause war, aber trotzdem irgendwo eine Binde hervorkramte. Eine erste Rettung, doch schon damals mochte ich Binden nicht, erst recht nicht bei feuchtheißen 35 °C. Doch kein Problem – Marias Mann war ja gerade zum Einkaufen gefahren. Also ließ ich ihm ausrichten, Tampons mitzubringen. Ich hatte keinen Schimmer, was ich damit auslöste: Um mich vor einer Peinlichkeit zu schützen, die für mich gar nicht existierte, erzählte Maria ihrem Mann, ihre eigene Periode sei zurückgekommen. Er kaufte ihr die Geschichte nicht ab, aber einem Drogisten die gewünschten Tampons.

Wie weit diese Aktion ihn aus seiner Komfortzone katapultierte, erfuhr ich durch den Tratsch meiner Gastmutter. Mir hingegen verschaffte sie den erwünschten Komfort. Daher danke ich Senhor M., keine Töchter, zwei Söhne, noch heute für seinen ersten und vermutlich letzten Tamponkauf.

Was mich – und vor allem Senhor M. – kurzfristig in Bedrängnis brachte, betrifft ungefähr die Hälfte aller Menschen nach dem Absetzen hormoneller Verhütung: unregelmäßige Zyklen, Zwischenblutungen oder Post-Pill-Amenorrhö. Von letzterer spricht man, wenn nach dem Absetzen der Pille länger als drei bis sechs Monate keine Menstruation eintritt. In einer Studie mit 175 Frauen, die ihren Zyklus anhand von Aufwachtemperatur und Zervixschleim beobachteten, war bei 51 Prozent der erste Post-Pill-Zyklus unauffällig. Das hieß: eine Zykluslänge zwischen 23 und 35 Tagen, ein bestätigter Eisprung und eine Lutealphase von mindestens zehn Tagen. Die anderen 49 Prozent hatten nach dem Absetzen Zyklusstörungen. *Vor* der Pille hatte es keine Probleme gegeben: Keine der Teilnehmenden hatte die Pille wegen einer Erkrankung oder Hormonstörung eingenommen.

Nach dem siebten Post-Pill-Zyklus hatten bereits 69 Prozent der Studienteilnehmenden, also über zwei von drei Frauen, unauffällige, regelmäßige Zyklen.[18] Auch bei mir war es so: Auf die überraschende Menstruation nach drei Monaten folgte nach 60 Tagen die nächste, und ab da hatte ich wieder monatliche Zyklen.*

Forscher*innen empfehlen, dem Zyklus mindestens ein halbes Jahr Zeit zum Einpendeln zu geben, solange keine anderen Gründe für Zyklusstörungen bekannt sind. Eine erneute Einnahme der Pille oder ande-

* Ob ich allerdings gesunde Zyklen mit Eisprung und ausreichender Lutealphase hatte, kann ich im Nachhinein nicht sagen. Das wüsste ich nur, wenn ich meinen Zyklus wie die Studienteilnehmerinnen symptothermal beobachtet hätte.

rer Hormonpräparate bringe keine Besserung. Auch vorschnelle Krankheitsdiagnosen sind meistens nicht hilfreich. Manchmal wird aufgrund langer Zyklen das Polyzystische Ovarialsyndrom (PCOS) vermutet. Auch wird bisweilen ein Progesteronmangel (Gelbkörperschwäche) diagnostiziert – was für den Moment zutreffen mag, sich einige Zyklen später aber oft von selbst normalisiert.

Geduld ist also sinnvoll, aber das ist häufig leichter gesagt als getan. Denn wie der Prozess nach dem Absetzen im Einzelfall abläuft, weiß man erst, wenn man es ausprobiert. Mehrere Faktoren haben einen Einfluss darauf. Entscheidend ist vor allem, wie sich der Zyklus vor dem Beginn der Pilleneinnahme verhielt. Wer hormonelle Verhütung »zur Regulierung des Zyklus«* empfohlen bekam, merkt hinterher oft, dass das Hormonchaos lediglich Pause gemacht hat. Denn die Pille kann zwar die Symptome, aber nicht die Ursache beheben.

Ebenfalls eine Rolle spielt, wie alt man zu Beginn der ersten Einnahme war (hatte der natürliche Zyklus vorher Zeit, sich zu stabilisieren? wurden hormonelle Probleme überdeckt, noch bevor sie auffielen?), wie lange man das Präparat angewendet hat und wie gesund man währenddessen gelebt hat. Doch auch die Gene haben einen Einfluss, und nicht immer ist nachvollziehbar, warum bei einer Person keine und bei einer anderen Person zahlreiche Probleme auftreten.

Die Unvorhersehbarkeit auf der einen und detaillierte Erfahrungsberichte auf der anderen Seite beunruhigen viele Menschen, die überlegen, hormoneller Verhütung abzuschwören. Bei einer Online-Umfrage auf cyclotest.de zum Thema »Warum hast du die Pille bisher nicht abgesetzt?« wählten 44 Prozent die Antwort »Ich habe Angst vor den eventuellen Nebenwirkungen nach dem Absetzen«.[19] Und das, obwohl sie sich mit der Pille anscheinend auch nicht wohlfühlen, denn für die Ant-

* Tatsächlich reguliert die Pille den Zyklus nicht, sondern schaltet ihn ab.

wortmöglichkeit »Ich bin zufrieden mit der Pille« entschieden sich nur 9,5 Prozent. Viele scheinen sich zu fragen, ob sie ein bekanntes Übel gegen das große Unbekannte tauschen möchten. Gerade wenn sie über den Zyklus weder etwas Positives noch überhaupt viel gelernt haben. »Zyklus kann einen fertigmachen«, antwortete eine meiner Follower*innen auf meine Instagram-Umfrage, was sie vor dem Absetzen gerne gewusst hätte. »Das Absetzen verändert den Körper«, schrieb eine andere.

Hautprobleme – vor allem Pickel, fettige Haut und Akne – zählen zu den gefürchtetsten und tatsächlich häufigsten Entwicklungen. Denn der Testosteronspiegel, der während der Hormonzufuhr gesenkt ist – bei antiandrogen wirkenden Pillen besonders –, muss sich neu einpendeln. Auch Nährstoffmängel, Störungen des Darmmikrobioms und Insulinsensitivität, die während der Einnahme hormoneller Verhütung entstanden sind, können nach ihrem Absetzen Haut- und weitere Gesundheitsprobleme hervorbringen. Auch mit Haarausfall machen einige Menschen Erfahrungen.

So groß die Angst vor Veränderungen nach dem Absetzen ist, so klar ist dennoch: Was den Körper eigentlich verändert, sind die synthetischen Hormone, die man sich mit Pille, Hormonring und Co. täglich zuführt. Beendet man die Einnahme wieder, versucht der – oftmals angestrengte – Organismus zum Normalzustand zurückzufinden. Unser Zyklus, auch wenn er mit Beschwerden einhergeht, will uns nicht fertig-, sondern auf etwas aufmerksam machen.

Grund für Optimismus gibt es trotzdem: Die Symptome sind zeitlich begrenzt, und man kann einiges tun, um ihr Verschwinden zu beschleunigen. Ein Blutbild machen und Nährstoffwerte prüfen lassen ist ein sinnvoller Anfang. Durch die Einnahme von Hormonpräparaten kann nämlich ein Mangel an Folsäure, Vitamin B2, B6 und B12, Vitamin C, E, Magnesium, Selen und Zink entstehen. Weiß man, was fehlt, kann man es gezielt ergänzen. Je nach Symptomen kann man auch den Ernährungsstil anpassen.

Bei Hautproblemen und Regelschmerzen hilft antientzündliche Ernährung. Dazu gehört die Reduzierung von Zucker, Weißmehl, Kuhmilchprodukten und verarbeitetem Fleisch sowie ein Fokus auf entzündungshemmende Nahrungsmittel. Zu ihnen zählen Omega-3-Fettsäuren (z. B. in Nüssen, Leinöl, Lachs), Kurkuma, Ingwer und Zimt. Im Kapitel »Was, wenn es wehtut?« findest du detaillierte Informationen dazu. Ballaststoffe (in Getreide, Hülsenfrüchten und Gemüse) und Probiotika (z. B. nicht pasteurisiertes Sauerkraut, Kimchi, Kombucha) sind gut für den Darm, Bitterstoffe (z. B. in Löwenzahn und Mariendistel, auch erhältlich als Elixier oder Tropfen) und grünes Gemüse (z. B. Brokkoli) unterstützen die Leber.

Hilfreicher als einzelne »Superfoods«, komplexe Kochrezepte oder wahllose Nahrungsergänzungsmittel ist jedoch eine nährstoffreiche, ausgewogene Ernährung sowie generell ausreichend zu essen und zu trinken. Alkohol, Zigaretten und andere Drogen sollte man weitgehend meiden. Damit hat man schon eine Säule des so oft beschworenen gesunden Lebensstils geschafft, der (nicht nur) in der Zeit nach dem Absetzen hilft, sich besser zu fühlen.

Die drei anderen Säulen sind Bewegung, Stressreduzierung und ausreichend Schlaf.[20]

So empfehlenswert es ist, den eigenen Körper zu unterstützen, so darf man ihm auch einiges »einfach so« zutrauen. Sieh die genannten Tipps also nicht als *Must-haves*, sondern als *Nice-to-haves*. Meine plan- und sorglose Herangehensweise war damals nicht weniger erfolgreich: Ich stopfte mich mit tropischen Fruchtshakes, schwarzen Bohnen und frittierten Teigtaschen voll und warf mich mit ganzer Kraft ins Leben. Abgesehen von allmählich zurückkehrenden Periodenschmerzen (die Lösung dagegen würde ich erst viel später finden) war nach einem halben Jahr alles in bester zyklischer Ordnung. Ob die ständige Sonne mich vor einem Akneausbruch bewahrte oder ich einfach Glück hatte? Wer weiß. Ich hatte jedenfalls die Zeit meines Lebens.

»Olha, um *sexishop!*« – »Schau mal, ein Sexshop!«, rief Leoni, als stünden wir vor einem bedeutsamen Monument. Einige Monate waren vergangen, das Chaos São Paulos war mir längst vertraut. Meine Gastmutter hingegen war erstaunt, dass mir auch der Anblick eines Sexshops vertraut war: »Ich dachte, die Deutschen wären zu ernst für so was.« Was mir allerdings wirklich neu war: Wie in Brasilien – oder zumindest in meinem Viertel – über Sex gesprochen wurde. Nicht nur, dass die knapp 50-jährige Leoni mit ausladenden Gesten auf Erotikläden hinwies. Sondern auch dass mich mein schwuler Freund und Kollege fragte, was ich von Analsex hielt. Dass mir alle – egal welchen Geschlechts – zu meiner Gewichtszunahme gratulierten, weil mein Hintern nun sinnlicher sei. Dass Sexualpädagogin Ângela, bei der ich Praktikantin war, seelenruhig Kondomnutzung demonstrierte und mit trockenem Humor sexistische Rollenbilder hinterfragte, bis die Horde Teenies in Lachen ausbrach. Ich badete in den neuen Eindrücken, saugte sie auf. Lebendig und frei. War ich zur richtigen Zeit am richtigen Ort, die Kultur das perfekte Match zu meiner Sehnsucht? Vermutlich. Hätte ich es genauso erlebt, wenn ich den Vaginalring und die zugehörige ängstliche Grundstimmung beibehalten hätte? Das bezweifle ich.

Vielleicht kennst du das auch: Wie sehr die hormonelle Verhütung einen verändert hat, fällt manchmal erst auf, wenn man sie nicht mehr nimmt. Unter einem Youtube-Video des Gynäkologen Konstantin Wagner zum Thema Pilleabsetzen[21] kommentierten zahlreiche User*innen, dass sie während der Einnahme glaubten, keine Nebenwirkungen zu spüren – bis zum großen Unterschied danach. »Plötzlich haben sich ganz andere Welten eröffnet«, schreibt beispielsweise XImKateX.

Eine neue Welt eröffnete sich mir im wortwörtlichen Sinne. Ich lebte auf der anderen Seite des Atlantischen Ozeans in einer Kultur, die mich in nichts an zu Hause erinnerte. War ich dort diejenige gewesen, die als eitel galt, schien es hier in Sachen Styling und Sexiness kein Limit zu geben. Meine Freund*innen führten mir vor, wie man Funk tanzt. Ich erwartete etwas à la Red Hot Chili Peppers – und bekam einen sexuell expliziten Musikstil serviert. Bei manchen Texten war es wohl gut, dass mein Portugiesisch noch nicht ganz firm war. Doch der Rhythmus und die Atmosphäre machten etwas mit mir. Die Zeit verstrich, meine Lust auf Sex stieg.

Ging meine Libido dank der Rückkehr meines natürlichen Zyklus oder dem Eintauchen in die brasilianische Kultur durch die Decke? Vermutlich spielte beides eine Rolle und noch einiges mehr. Klar ist aber, dass mehr Lust eine häufige Auswirkung des Pilleabsetzens ist. Freundinnen, Klient*innen und Follower*innen haben mir schon oft davon erzählt.

»Als Erstes fiel mir die Veränderung meines sexuellen Begehrens auf«, schreibt auch die Autorin Sabine Kray. »Wo es zuvor immer einen kleinen Schubs, also die Initiative eines Mannes gebraucht hatte, um wach zu werden, war es plötzlich ein eigenständiger Teil von mir, kam unvermittelt und unangekündigt über mich. Ich begann, mich selbstbewusster zu fühlen, in jederlei Hinsicht näher an meinen Bedürfnissen, nicht nur was den Sex anging.«[22]

Ich selbst hatte während Pille und Ring nicht weniger Sex gewollt. Was ich aber jetzt spürte, war von einer Wucht, mit der ich meine Sexualität noch nicht kannte. Ein heftiges Verlangen, nicht immer auf eine bestimmte Person gerichtet, sondern schlicht: auf Sex. *Spontaneous desire*, spontanes Begehren, heißt es in der Sexualwissenschaft[23], und es wird hauptsächlich Männern zugeschrieben. Die Mehrheit der Frauen erlebe hingegen »responsive desire«, brauche also einen spezifischen Kontext oder Anstoß, damit Lust entsteht. Doch welche Rolle spielen dabei hormonelle Präparate, die immer noch mehr als die Hälfte von ihnen einnimmt? Wer schon einmal erlebt hat, wie die Lust kurz vor dem Eisprung feuert und kurz vor der Periode auf Eis liegt, kann es sich denken. Ich jedenfalls begehrte Männer, Frauen, das Leben, die Welt.

Vier Monate nach meiner Ankunft beendete ich meine Beziehung. Die Entscheidung stand nicht in erster Instanz in Zusammenhang mit dem Absetzen, beschleunigt wurde sie dadurch vielleicht schon. Das potenzielle Zerbrechen einer Partnerschaft ist ein Thema, das manchen Menschen in Verbindung mit dem Pilleabsetzen Angst macht – umso mehr, wenn sie in ihrer Beziehung sehr glücklich sind. »Den Partner nicht mehr riechen können«, diese Formulierung taucht hin und wieder in Artikeln oder Foren auf, und tatsächlich können Hormonpräparate beeinflussen, wen (und wessen Duft) wir anziehend finden. Nach dem Absetzen ändert sich der Geruchssinn also erneut, pendelt sich allerdings wieder auf seinem natürlichen Niveau ein.

Panik muss man aber nicht haben, denn wenn hormonelle Veränderungen über die komplette Partner*innenwahl entscheiden würden, müsste man sich in jeder Zyklusphase jemand Neuen suchen. Auch in einem natürlichen Zyklus bevorzugt man nahe dem Eisprung einen anderen Typ als in der prämenstruellen Phase. Dies scheint aber höchstens bei Kurzzeitbegegnungen eine Rolle zu spielen, nicht so sehr bei Langzeitbeziehungen.[24] Schließlich kann sich die Partnerschaft auch positiv verändern: Vielen Menschen geht es besser, wenn sie keine hormonelle Verhütung mehr anwenden. Sie fühlen sich selbstbewusster, spüren sich und ihren Körper mehr und haben Lust auf Sex. Welcher gesunden Beziehung tut das nicht gut?

Als ich meine Instagram-Community bat, die Erfahrung des Pilleabsetzens in ein einziges Wort zu fassen, tauchten die Wörter »Freiheit«, »befreiend« und »Selbstbestimmtheit« immer wieder auf. Das erstaunte mich nicht nur aufgrund der Häufung, sondern auch, weil uns so oft erzählt wurde (und wird), die Pille mache uns frei. Schließlich könne man dank ihr jederzeit Sex haben, ohne eine Schwangerschaft zu fürchten. Doch es hat eine Kehrseite. »Jederzeit bereit sein« kippt schnell in ein »Jederzeit bereit sein müssen«. Immer noch erwarten einige Männer, dass ihre (Sex-)Partnerinnen Medikamente einnehmen, um für gefahrlosen Spaß* verfügbar zu sein. Dass diese dabei ihre Gesundheit riskieren oder keinen Zugang zu ihrer Lust haben, scheint manche wenig zu interessieren.

Doch inzwischen nehmen immer mehr Frauen nicht die Pille, sondern ihre Sexualität in die Hand. Sie sind fruchtbar, sie haben Bock, sie fordern Verantwortung von ihren Sexpartnern. Damit sind sie cis Männern ähnlicher, als es manchen von denen lieb ist. Aber: Wenn sich alle Beteiligten darauf einlassen, steht am Ende kein Geschlechterkampf, sondern besserer Sex für alle.

50 Wochen nach meiner ersten Fahrt durch São Paulo ging es wieder quer durch die Stadt, diesmal zum Flughafen. Noch immer beeindruckten mich die Dimensionen der Metropole, doch nun fühlte ich mehr Stolz als Angst. Ich hatte mich in ihr zurechtgefunden, mithilfe lieber Menschen, aber auch dank mir selbst. Ich war um unzählige Erfahrungen reicher, darunter auch ein paar sexuelle – spannende, lustige, enttäuschende. Doch vor allem war ich mir selbst nähergekommen.

Ich habe es nie bereut. Ich hatte meine Hochs und Tiefs, es gab Dinge, die ich an meinem neuen Leben liebte, und Dinge, die mich irritierten. Doch ich lernte, sie zu verstehen. Auch das Absetzen des Hormonrings bereute ich nie. So geht es den meisten Menschen, selbst wenn sie eine Zeit lang unliebsame Symptome haben. Denn fettige Haare, Pickel und unregelmäßige Zyklen gehen irgendwann vorbei. Das neue Körper- und Lebensgefühl aber: Das bleibt.

---

* Mit »gefahrlos« ist meistens gemeint, dass keine Schwangerschaft möglich ist. Mit sexuell übertragbaren Infektionen können sich schließlich alle Geschlechter anstecken (aber nicht alle Menschen denken darüber nach).

Gib (nicht nur) Gummi: Über die Vielfalt hormonfreier Verhütung

»Wie verhüten Sie?« – »Mit Kondomen.« Stille. »SIE BENUTZEN NUR KONDOME?« Die Ärztin sah mich an, als hätte ich »Scheidenspülungen mit Cola« gesagt. Ich fühlte mich unbehaglich, als hätte ich etwas Falsches getan. Dabei hatte ich mich für eine moderne Methode der Schwangerschaftsverhütung entschieden, die mich außerdem vor sexuell übertragbaren Infektionen schützte. Hormonelle Verhütung wollte ich nicht mehr, seit ich gemerkt hatte, wie gut es mir ohne sie ging. Und dann blieben ja nicht mehr viele Optionen übrig – dachte ich.

So seltsam mir dieser Dialog schien und immer noch scheint, so ist er doch ziemlich alltäglich. Für eine Entscheidung gegen Hormone wird man in der gynäkologischen Praxis häufig schräg angeredet oder zumindest angesehen. Eine Bekannte von mir wurde von ihrem Arzt gefragt, ob ihr Grund für das Pilleabsetzen ein Kinderwunsch sei – sie war 18 und stand kurz vor dem Abitur. Eine andere Freundin musste sich anhören, ihre Ablehnung der Pille liege an »unsinnigen Medienberichten« – und nicht etwa an den Nebenwirkungen, die sie am eigenen Leib erlebt hatte. Und unter den Posts US-amerikanischer Zyklusberaterinnen häufen sich Kommentare von Menschen, denen Ärzt*innen pränatale Vitamine aufdrängten, weil sie nicht (mehr) hormonell verhüten wollten – sie seien ja dann sowieso bald schwanger –, obwohl sie ausdrücklich sagten, dass sie sich kein Baby, sondern eine andere Verhütungsmethode wünschten. Doch woher kommt diese Dynamik? Und wie gehen wir mit ihr um?

Auch wenn mangelnde Empathie und Machtdynamiken im Ärzt*innen-Patient*innen-Verhältnis definitiv vorkommen, wäre es zu einfach, Mediziner*innen die ganze Schuld zuzuschieben. Schließlich arbeiten sie innerhalb eines komplexen und oft überlasteten Gesundheitssystems. Ein System, das zwar dafür sorgt, dass wir möglichst lange mit möglichst wenigen Beschwerden leben – aber kaum darauf ausgelegt ist, eine gründliche Entscheidungshilfe zu leisten.

Das betrifft auch die Verhütung. 80 Prozent der Frauen nennen ihre*n Gynäkologen*in als wichtigste Informationsquelle zu diesem Thema.[25] Die Facharztausbildung allerdings findet meist in der Klinik statt – wo andere medizinische Anliegen im Vordergrund stehen. Deshalb, so erklärt Ärztin und Autorin Dorothee Struck in einem Interview, sind Gynäkolog*innen zwar in der Lage, einen Notkaiserschnitt durchzuführen, kommen aber kaum mit Verhütungsfragen in Berührung.[26] Bis vor Kurzem war das Thema nicht einmal Bestandteil der Ausbildung zum*r Fachärzt*in für Gynäkologie und Geburtshilfe. Struck bildete sich schließlich aus eigenem Interesse zu hormonfreien Methoden weiter. Das machen natürlich nicht alle – schließlich gibt es viele mögliche Schwerpunkte in einem vielfältigen Fachbereich.

Und auch wenn es ein Mythos ist, dass Ärzt*innen Provisionen für Pillenrezepte bekommen, kann man den Einfluss der Pharmaindustrie nicht wegdenken. Zum einen werden medizinische Kongresse und Fortbildungen des Öfteren von Pharmafirmen gesponsert, auch zum Thema Verhütung; Medikamente wie neue Antibabypillen stehen dann stärker im Vordergrund als ein Diaphragma oder Temperaturkurven. Sichtbar ist das unter anderem am Weltverhütungstag (26. September), dessen Geldgeber Bayer ist.

Zum anderen gibt es in Deutschland die umstrittene Praxis der Anwendungsbeobachtung (AWB). Hier bieten Pharmafirmen Ärzt*innen ein Honorar, wenn sie ein bestimmtes Medikament verschreiben und anschließend einen Fragebogen ausfüllen, der die Zufriedenheit der Patient*innen widerspiegelt – offiziell zur Beobachtung von Nebenwirkungen. Das betrifft auch einige Antibabypillen. Wissenschaftlich gelten diese »Studien« unter Fachleuten als wertlos, abgesehen davon, dass Mediziner*innen sowieso verpflichtet sind, Nebenwirkungen und Auffälligkeiten in Zusammenhang mit Medikamenten an die zuständige Behörde zu melden.[27]

Keine der Pillen, die mir im Laufe meines Lebens verschrieben wurden, waren Teil einer solchen Anwendungsbeobachtung – das fand ich heraus, als ich ihre Namen in eine Datenbank des Recherchekollektivs *Correctiv* eintippte.* Den größten Einfluss auf die Verhütungsberatung hat vermutlich auch nicht die Pharmaindustrie, sondern ein Umstand, den viele Ärzt*innen selbst kritisieren: Zeitmangel. Etwa sechs bis zehn Minuten werden für eine Verhütungsberatung veranschlagt. Das mag je nach Region und Land variieren, aber das Problem bleibt das Gleiche. Es ist utopisch, bei etwa 20 verschiedenen Methoden – ja, so viele stehen zur Verfügung – echte Entscheidungshilfe zu leisten. Es ist schon eine Herausforderung, in der Zeit über eine einzige aufzuklären.

Das muss sich ändern. Trotzdem dürfen und sollten wir auch auf unsere Recherchefähigkeit vertrauen. Denn Wissen über Verhütung ist frei verfügbar. Wenn du dich vorab informierst, kannst du beim nächsten Arzttermin gezielte Rückfragen stellen. Besonders empfehlenswert sind die Verhütungsseiten von pro familia[28] und BzgA[29], auf Englisch der *NHS Contraception Guide*[30]. Dort findet man eine ausführliche Beschreibung jedes verfügbaren Verhütungsmittels einschließlich Vor- und Nachteilen sowie Hinweise zur Zuverlässigkeit. Nur: Letztere kann man nicht so eindeutig festlegen, wie viele Menschen denken.

* 2021 wurde die Datenbank aus Mangel an Ressourcen abgeschaltet.

Die Wirksamkeit einer Verhütungsmethode wird mit dem Pearl-Index (PI) angegeben, der 1933 von dem Biologen Raymond Pearl vorgestellt wurde. Er gibt die Anzahl der Schwangerschaften pro 100 Frauen an, die ein Jahr lang die gleiche Verhütungsmethode anwenden. Werden zum Beispiel 2 von 100 Anwender*innen schwanger, beträgt der Pearl-Index 2 – und die Zuverlässigkeit der Verhütung 98 Prozent.

So weit, so logisch. Doch es gibt keine verbindlichen Grundlagen für Studien, die den Pearl-Index ermitteln. Alter, Anzahl und Lebensstil der Proband*innen variieren. Wie häufig sie im Bett landen und wie konsequent sie mit ihrem Verhütungsmittel umgehen, kann man abfragen, aber nicht nachprüfen. Wer sich schon mal gewundert hat, warum ein und dieselbe Methode je nach Quelle einen anderen PI hat, findet hier den ersten Grund. Der zweite liegt in einer Unterscheidung, die nicht immer klar dargestellt wird. Denn es gibt Pearl-Indizes für die Methodensicherheit (*perfect use*, also die perfekte Anwendung) und für die Gebrauchssicherheit (*typical use*, also die typische Anwendung). Der erste Pearl-Index gibt an, wie sicher das Verhütungsmittel ist, wenn es absolut fehlerlos angewendet wird. Der zweite ist die lebensnahe Variante, er kalkuliert Fehler wie gelegentliches Weglassen des Verhütungsmittels oder eine unsachgemäße Nutzung ein.

Ob es Unwissen ist oder Kalkül: Es ist auffällig, wie häufig bei Pille und Co. der Pearl-Index der perfekten Anwendung genannt wird, bei hormonfreien Methoden hingegen derjenige der typischen Anwendung. Und das, ohne klarzumachen, dass das ein Vergleich zwischen Äpfeln und Birnen ist. Da du diesen Unterschied nun aber kennst, kannst du einen ehrlichen Blick auf dich (und eventuell Partner*innen) werfen. Bist du/seid ihr »perfekte Anwender*innen«, die alles richtig machen? Oder liegt ihr doch eher im typischen Bereich mit ein paar Ungenauigkeiten? Welche Methode passt zu deinen Bedürfnissen, deinem Charakter, deinen Beziehungen?

Es ist normal, dass das Absetzen hormoneller Verhütungsmittel widersprüchliche Gefühle mit sich bringt. Auf der einen Seite freut man sich, den Körper frei von synthetischen Hormonen zu erleben, auf der anderen Seite ist man unsicher, wie man nun sicher verhüten soll. Also reißt man zähneknirschend eine Kondompackung nach der anderen auf – oder bucht noch vor der letzten Pille einen Termin zum Einsetzen der Spirale. Dabei haben sich nicht nur die hormonellen, sondern auch die hormonfreien Optionen weiterentwickelt. Heute gibt es eine Vielzahl moderner Methoden, die ohne Hormone und – abgesehen von den Kupfermethoden – ohne Nebenwirkungen auskommen. Man unterteilt sie in fünf Kategorien:

1. **Barrieremethoden:** Kondom, Vaginalkondom, Diaphragma, Portiokappe
2. **Kupfermethoden:** Kupferspirale, Kupferball, Kupferkette
3. **Natürliche Methoden/Fruchtbarkeitswahrnehmung:** symptothermale Methode (NFP), Temperaturmethode, Zervixschleimmethode, Zykluscomputer
4. **Traditionelle/veraltete Methoden:** Kalendermethode (Knaus-Ogino), Coitus interruptus
5. **Permanente Methoden**: weibliche Sterilisation (Tubensterilisation), männliche Sterilisation (Vasektomie)

Um die symptothermale Methode wird es im nächsten Kapitel im Detail gehen. Denn sie ist – so meine Erfahrung – nicht nur ein Schlüssel zu sicherer Verhütung, sondern auch zu einem sensibleren Körperbewusstsein, Achtsamkeit und einer selbstbestimmten Sexualität. Die weiteren hormonfreien Optionen sehen wir uns nun kurz und knapp an.

Das **Kondom** kennen wir alle. Erhältlich ist es aus Latex, Polyurethan, Polyisopren und – *no joke* – auch aus Schafsdarm. Sein Pearl-Index bei perfekter Anwendung liegt bei 2, bei typischer Anwendung zwischen 6 und 18 (Reminder: Dabei sind Menschen eingerechnet, die Präservative nicht bei jedem Sex nutzen. Wie mir Gynäkologin Dorothee Struck einst in einem Interview verriet: »Der häufigste Anwenderfehler bei Kondomen ist, keines zu benutzen.«)[31]

Ein Gerücht: »Meiner ist einfach zu groß dafür.« Die Auswahl im Drogeriemarkt ist tatsächlich begrenzt, sie umfasst in der Regel nur Durchschnittsgrößen (52 bis 57 mm nominale Breite). Am besten misst man den Umfang des Penis und rechnet anschließend die passende Kondomgröße aus. Im Internet findet man dafür Tabellen – und eine bessere Produktauswahl: Marken wie Mister Size und My.Size produzieren sieben bis neun verschiedene Größen – von 45 bis 72 Millimeter nominale Breite. Grundsätzlich gilt aber: Besser ein kleines Kondom als keines.

Weniger verbreitet ist das **Vaginalkondom**, auch Femidom oder Frauenkondom genannt. Es kleidet die Vagina von innen aus und schützt vor Schwangerschaften und sexuell übertragbaren Infektionen (STIs). Es gibt nur kleine, nicht repräsentative Studien, die den Pearl-Index mit 5 bei perfekter Nutzung und 21–25 bei typischer Anwendung angeben.

Ein Gerücht: »Das verrutscht doch sofort.« Tut es nicht, denn es sind zwei Ringe in das Vaginalkondom integriert. Der innere wird vor dem Muttermund platziert, der äußere über die Vulvalippen gelegt.

Kupfermethoden (Intrauterinpessare – IUPs) wirken, indem sie das biochemische Milieu im Uterus verändern und die Beweglichkeit der Samenzellen hemmen. Zusätzlich stellen sie ein mechanisches Hindernis dar. Ihr Pearl-Index variiert je nach Quelle von 0,4 bis 1,5. Anwenderfehler fallen weg, da Kupfermethoden von entsprechend geschultem medizinischen Personal eingesetzt werden und dann im Uterus verbleiben. Es empfiehlt sich, nach jeder Periode nach dem Faden zu tasten, der aus der Zervix in die Vagina ragt, und halbjährlich zur Kontrolle zu gehen. Kupferspirale, -kette und -ball gelten als die einzigen hormonfreien Methoden, die körperliche Nebenwirkungen haben können. Das Risiko für eine Infektion in Uterus oder Eileitern ist leicht erhöht, in den ersten Monaten nach der Einlage treten häufig Zwischenblutungen auf. Die Menstruation kann stärker und schmerzhafter werden.

Ein Gerücht: »Die Spirale eignet sich nicht für junge Menschen, die noch nicht geboren haben.« Moderne Kupfermethoden gibt es in mehreren Formen und Größen. Entscheidend ist das Ausmessen des Uterus und eine ärztliche Beratung.

Das **Diaphragma** verbinden manche mit der Öko-Tante, die in den Achtzigern an Vagina-Workshops teilgenommen hat *(good for her!)*. Doch auch diese Methode hat sich modernisiert, es kamen neue Formen, Größen und Materialien (Silikon statt Latex) auf den Markt. Das Diaphragma wird in den Vaginalwänden vor dem Muttermund platziert und mit einem spermienhemmenden Gel bestrichen. Bei perfekter Anwendung liegt der Pearl-Index je nach Studie bei 1 bis 14; bei typischer Nutzung bei 12 bis 20. Eine Anpassung und Beratung (z. B. bei pro familia oder Frauengesundheitszentren) erhöht die Sicherheit.

Portiokappen sind Diaphragmen ähnlich, saugen sich aber rund um den Muttermund fest. Ihre Sicherheit wird etwas geringer eingeschätzt als die des Diaphragmas.

Ein Gerücht: »Das Gel macht die Vaginalflora kaputt und begünstigt Infektionen.« Das war früher so, als Spermizide (Spermien abtötende Gele) mit dem Inhaltsstoff Nonoxynol 9 genutzt wurden, denn dieser macht auch den gesunden Bakterien den Garaus. Heutzutage nutzt man Spermiostatika, die die Spermien unbeweglich machen. Diese Gele bestehen aus Zitronensäure oder Milchsäure und unterstützen die vaginale Gesundheit sogar.

Natürliche Methoden beruhen auf der Beobachtung der Körperzeichen, die sich zyklisch verändern – wie Temperatur, Zervixschleim, Muttermund und LH-Konzentration. So werden unfruchtbare und fruchtbare Phasen voneinander abgegrenzt. In der fruchtbaren Zeit hat man keinen penetrativen Sex oder nutzt Barrieremethoden. Als Hilfsmittel gibt es Zykluscomputer mit eigenem Algorithmus. Die Sicherheit steigt, wenn man selbst ein Regelwerk versteht und anwendet – wie die symptothermale Methode NFP nach Sensiplan. Ihr Pearl-Index liegt bei perfekter Anwendung bei 0,4, bei typischer Anwendung bei 1,8. Kurse bei zertifizierten NFP-Berater*innen (Termine findet man z. B. auf sensiplan.de) sowie das Buch *Natürlich und sicher – Das Praxisbuch* helfen beim Erlernen.

Ein Gerücht: »Das geht nur bei regelmäßigen Zyklen.« Da bei NFP jeder Zyklus aufs Neue betrachtet wird, der Eisprung also nie prognostiziert, sondern erst im Nachhinein bestätigt wird, funktioniert die Methode bei korrekter Anwendung auch bei unregelmäßigen Zyklen. Das unterscheidet sie maßgeblich von der folgenden unsicheren Methode.

Die **Kalendermethode/Knaus-Ogino-Methode** war zu Beginn des 20. Jahrhunderts bahnbrechend. Die beiden Ärzte Hermann Knaus und Kyūsaku Ogino wiesen unabhängig voneinander nach, dass der Eisprung etwa 12 bis 16 Tage vor der nächsten Periode stattfindet.* Darauf basierend wurde ein Rechenmodell entwickelt, um den fruchtbaren Zeitraum innerhalb eines Zyklus einzugrenzen. Das Problem dabei: Wenn sich der Eisprung unerwartet verschiebt, funktioniert die Methode nicht mehr. Bei perfekter Anwendung (und, so vermute ich, sehr regelmäßigen Zyklen) liegt ihr Pearl-Index bei 5, bei typischer Anwen-

* Inzwischen geht man von circa 10 bis 16 Tagen aus. Laut einer Studie dauerte die Lutealphase bei 9 Prozent der Teilnehmenden kürzer als 10 Tage, bei 2 Prozent der Frauen betrug sie 16 bis 18 Tage.

dung zwischen 20 und 24. Erschreckend: Einige modern wirkende Apps basieren auf dieser Methode.

Ein Gerücht: »Meine App sagt mir, wann mein Eisprung kommt.« Das kann sie nicht, denn auf welchen Tag die Ovulation fällt, entscheidet sich jeden Zyklus neu.

Noch verrufener als die Kalendermethode ist der **Coitus interruptus (CI)**. Niemand will zugeben, diese Technik zu nutzen, von der uns schon die *Bravo* erzählte, dass sie uns direkt ins Verderben (bzw. zur Teenie-Elternschaft) führt. Nach ein paar Runden Wein kommt aber schnell heraus, dass sich doch schon die meisten auf diesem verwegenen Terrain bewegt haben. Zeit für einen Faktencheck: Der Pearl-Index bei perfekter Anwendung (dazu gehört: deutlich vor dem Orgasmus rausziehen, keine »zweite Runde«, vorher urinieren) beträgt 4, bei typischer Anwendung 22. CI ist somit unsicher, aber sicherer als ungeschützter Sex mit Ejakulation. Denn da liegt der Pearl-Index bei 85. Somit ist Coitus interruptus als Back-up zu einer sicheren Haupt-Verhütungsmethode denkbar.

Ein Gerücht: »Vom Lusttropfen kann man nicht schwanger werden.« Der Lusttropfen wird an einem anderen Ort produziert als Sperma; rein anatomisch sollte er keine Samenzellen enthalten. Studien ergaben, dass es bei manchen Männern dennoch vorkommt.[32] Vermutete Gründe, wie das passieren kann: Entweder mischen sich Reste eines vorherigen Samenergusses darunter, oder es werden schon vor der »Haupt-Ejakulation« ein paar Spermien von den Hoden losgeschickt.[33]

Kleiner Exkurs: Wenn etwas schiefgelaufen ist, kommt die **Notfallverhütung** ins Spiel. Genauer gesagt die **»Pille danach«** oder die **»Spirale danach«**. Die Pille danach – die natürlich nicht hormonfrei ist – verschiebt den Eisprung um einige Tage nach hinten, sofern er noch nicht stattgefunden hat. Kam es wenige Stunden vor dem Sex oder zwischen

Sex und Einnahme der Pille danach zur Ovulation, kann das Medikament nichts mehr ausrichten. Deshalb sollte man es möglichst bald einnehmen.

Die Spirale danach ist die normale Kupferspirale beziehungsweise -kette (Hormonspiralen sind nicht für die Notfallverhütung empfohlen). Dementsprechend kostet sie auch genauso viel (120 bis 350 Euro), man kann sie aber anschließend jahrelang im Uterus lassen. Anders als die Pille danach verhindert sie nicht den Eisprung, sondern die potenzielle Einnistung einer befruchteten Eizelle. Sie muss spätestens fünf Tage nach dem Sex von einem*r Gynäkologen*in eingesetzt werden.

Wer weder jetzt noch in Zukunft (leibliche) Kinder möchte, kann zu permanenter Verhütung greifen. Bei der **Tubensterilisation** werden die Eierstöcke entweder verödet, durchtrennt oder mit einem Clip verschlossen. Der Pearl-Index liegt bei 0 bis 0,5.

Ein Gerücht: »Dann habe ich keinen Zyklus mehr.« Die Hormonproduktion läuft weiter, Eisprünge und Periode finden statt. Die freigegebene Eizelle wird vom Körper abgebaut.

Bei der **Vasektomie** werden die Samenleiter des Mannes durchtrennt. Der Pearl-Index liegt bei 0,1 bis 0,15.

Ein Gerücht: »Dann verändert sich die Ejakulation.« Es sieht alles aus wie immer (außer, ihr nutzt ein Mikroskop). Denn Samenflüssigkeit wird weiter produziert und ejakuliert, nur ohne Spermien darin.

WICHTIGER ALS NACKTE ZAHLEN: DIE NACKTEN ANWENDER*INNEN

Eine beachtliche Auswahl an verschiedensten Verhütungsmitteln liegt uns nun vor, wir kennen den Wirksamkeitsgrad bei *perfect* und *typical use*. Doch wichtiger als eine Statistikenschlacht ist, den entscheidendsten Sicherheitsfaktor überhaupt zu kennen: sich selbst. Das heißt auch: Du kannst die Verhütungssicherheit eigenständig maximieren. Nehmen wir das Kondom als Beispiel. Sein Pearl-Index von 2 wirkt erst einmal nicht ganz überzeugend. Doch bei einer Studie, in der die Sicherheit der symptothermalen Methode in Kombination mit Kondomen untersucht wurde, lag er bei 0,6. Die Forscher*innen vermuteten folgenden Grund: Paare, die bewusst den Zyklus beobachten, tendieren dazu, in der fruchtbaren Zeit besonders konsistent und korrekt Kondome anzuwenden.[34] Dieser Pearl-Index ist also nicht auf die Allgemeinbevölkerung übertragbar – aber vielleicht auf dich und dein*e Partner*in(nen).

Wenn man die Kondomgröße kennt (hier ist meistens die Penisdicke entscheidend, nicht die Länge), wenn man weiß, wie man ein Präservativ vor dem Sex korrekt überzieht und nach ihm abrollt, und vor allem, wenn man darauf achtet, dass während der Penetration immer ausreichend Feuchtigkeit vorhanden ist (verstärkte Reibung senkt die Sicherheit eines Kondoms vermutlich mehr als die falsche Größe!), kann man den Pearl-Index des Kondoms deutlich verbessern. Lege dir am besten kondomverträgliches Gleitgel (auf Wasser- oder Silikonbasis) zu. Ein No-Go fürs Präservativ sind fetthaltige Produkte, wie zum Beispiel Massageöle, Intimcremes oder auch Pilzsalben.

Maximale Sicherheit mit natürlicher Verhütung bedeutet, sich nicht allein auf eine App oder einen Zykluscomputer zu verlassen, sondern die Methode zu verstehen und die Körperzeichen selbst auszuwerten – und zwar nicht nur die Temperatur, sondern zusätzlich auch Zervixschleim oder Muttermund.

Und letztlich bedeutet Sicherheitsbewusstsein auch, die eigenen Schwächen zu kennen. Wer weiß, dass er*sie Kondome im Eifer des Gefechts doch mal weglässt oder keine Lust auf akribische Zyklusbeobachtung hat, braucht eine andere Methode. Vielleicht ist dann Kupfer die richtige Wahl, denn nach dem Einsetzen tun Spirale & Co. jahrelang ohne weiteres Zutun ihr Werk.

In seltenen Fällen allerdings auch nicht, so wie bei einer Bekannten von mir. Ihre Spirale verrutschte unbemerkt, sie wurde schwanger. Man könnte dieses Risiko minimieren, indem man eine zweite Methode als Back-up nutzt. Zyklusbeobachtung geht auch mit Kupferspirale; so könnte man die fruchtbaren Tage eingrenzen und an diesen zusätzlich Kondome, Diaphragma oder notfalls Coitus interruptus anwenden. Die Mischung macht's!

Die symptothermale Methode verleiht nicht nur die Entscheidungsmacht, an den fruchtbaren Tagen besondere Maßnahmen zu ergreifen. Sondern sie befähigt auch, bei einer Verhütungspanne nachzuprüfen, ob man die Pille danach (oder Spirale danach) braucht – oder ob man sich gerade sowieso in der unfruchtbaren Zeit befindet.

Um deinen persönlichen Weg zur bestmöglichen Verhütung zu finden, kannst du dir außerdem folgende Fragen stellen:

- Habe ich Lust, mich mit meinem Körper und meinem Zyklus zu beschäftigen?
- Darf die Methode Nebenwirkungen haben, oder soll sie garantiert nebenwirkungsfrei sein?
- Wie diszipliniert sind ich und mein*e Sexpartner*in(nen) bei der Anwendung?
- Soll mich meine Methode auch vor sexuell übertragbaren Infektionen schützen?
- Kann ich mir vorstellen, mir tief in die Vagina zu fassen (um z. B. den Sitz von Diaphragma oder Spirale zu überprüfen)?

→ Möchte ich meine Methode nur direkt beim Sex anwenden, oder möchte ich dauerhaft geschützt sein, ohne aktiv etwas zu tun?

Vielleicht dauert es ein wenig, sich darüber Gedanken zu machen. Doch am Ende steht eine achtsame Entscheidung und ein Sexleben, das man entspannt genießen kann. Vielleicht auch ein Arztbesuch, bei dem du dank deinem Wissen das Beste herausholst. Denn natürlich hat die ärztliche Beratung ihre Wichtigkeit und Berechtigung. Bei Kupfermethoden braucht man den medizinischen Eingriff, beim Diaphragma ist eine Beratung und Anpassung empfehlenswert. Auch darüber hinaus sollte man offen für den Input der Mediziner*innen sein. Mit einer Fachperson zu sprechen ist eine super Ergänzung zur eigenen Recherche. Vorausgesetzt, die Dialogbereitschaft ist da. Meine damalige Ärztin schwieg, nachdem ich ihr entsetztes »SIE BENUTZEN NUR KONDOME?!« bejaht hatte. Schade, denn uns hätten immerhin noch ein paar Minuten zur Verfügung gestanden, in denen ich viel hätte lernen können. Oder zum Glück, denn zumindest gab es keine Pillenpredigt. Klar war mir jedenfalls damals wie heute: Es ist mein gesunder Körper – und meine Entscheidung, ihm nicht unnötigerweise ein Dauermedikament zu geben.

Revolution mit unscheinbarem Namen: Was NFP mit dem Körpergefühl macht

Keine Ärztin erzählte es mir, kein Biolehrer und auch nicht meine Eltern. Sondern meine Cousine. Wir hatten gerade unser Wiedersehen bei fettiger Pizza und Cocktails begossen und sprachen über unser Lieblingsthema: Sex. Mit wie vielen wir schon geschlafen hatten, was uns Spaß machte – und wie wir eigentlich verhüteten. »Mit NFP«, sagte meine Cousine. Eine Abkürzung, die ich noch nie gehört hatte – und ausbuchstabiert wurde es auch nicht klarer. »Natürliche Familienplanung«, was sollte das sein? Das klang für mich nach Althippies oder irgendwie christlich. Meine 21-jährige Cousine hingegen war eher Sternzeichen Partytier. »Wie funktioniert dieses NFP denn?«, platzte ich heraus. Und sie erklärte es mir – gleichermaßen bereitwillig und begeistert. »Bei NFP beobachtet man Körpertemperatur und Zervixschleim. So sieht man, wann man fruchtbar und wann man unfruchtbar ist.« Nein, das sei nicht unsicher, sondern wissenschaftlich basiert. Ja, auch bei unregelmäßigen Zyklen, denn der Eisprung werde in jedem Zyklus neu bestätigt. Klar, sie und ihr Partner müssten während der fruchtbaren Tage Kondome nutzen (auf Sex verzichten kam für sie nicht infrage), im Rest des Zyklus aber eben nicht. Seit meine Cousine keine Hormone mehr nahm, sondern stattdessen ihren Körper beobachtete, hatte sie sich als sexuelles Wesen neu kennengelernt. Das wiederum klang sehr nach ihr – und verdammt interessant noch dazu. Ich war begeistert und stellte weitere Nachforschungen zu NFP an. Schnell merkte ich, dass hinter dem schnöden Namen eine kleine Revolution steckt. Nicht nur fand ich darin eine Verhütungsmethode, mit der ich mich sicher und selbstbestimmt fühle. Ich bekam auch einen Einblick in meine Hormongesundheit und wurde auf Probleme aufmerksam, die Ärzt*innen noch nicht sahen, aber nach meinem Hinweis diagnostisch bestätigten. Und sollte ich mal eine Schwangerschaft planen, kann ich NFP (auch symptothermale Methode genannt) einfach umgekehrt anwenden – und an den »richtigen«, sprich fruchtbarsten Tagen gezielt Sex haben. Welche andere Methode kann das schon von sich behaupten?

Das größte Geschenk, das NFP mir brachte, war aber nicht die Kontrolle über meine Fruchtbarkeit, sondern mein völlig verändertes Körpergefühl. Je besser ich meinen Zyklus verstand, desto größer wurde mein Stolz auf meinen Körper und desto kleiner jegliche Scham. Meine Vulva, meine Vagina und meinen Zervixschleim beäugte ich nicht mehr kritisch, sondern neugierig und liebevoll. Statt einer Sexiness, die von männlicher Bestätigung abhing, spürte ich nun eine Sinnlichkeit, die ganz allein mir gehörte. Ich lernte, mich von meinen Zyklusphasen leiten zu lassen, statt mich ihnen ausgeliefert zu fühlen. Dadurch bin ich im Einklang mit meinem Körper, und deshalb möchte ich dir die Methode, die für mich alles verändert hat, in Grundzügen erklären. Von den Entwickler*innen der Methode gibt es ein komplettes Buch, das alles bis in Detail erläutert; auch auf der wohl ausführlichsten Website zum Thema, mynfp.de, sind die Beschreibungen seitenlang. Deshalb möchte ich festhalten: Eine vollumfängliche Erklärung der symptothermalen Methode bietet dieses Kapitel nicht. Aber einen Überblick und Einblicke, anhand derer du überlegen kannst, ob NFP auch für dich etwas wäre. Man kann dabei nur gewinnen, denn: »Meiner Meinung nach tut es jeder Frau gut, diese Methode auszuprobieren, und sei es nur zur Beobachtung: Die Zyklussymptome kennenzulernen verbessert das Körpergefühl nachhaltig«, meint auch die Gynäkologin Dorothee Struck.[35]

VORBEREITUNG

Was du brauchst

NFP funktioniert nur, wenn du keine hormonelle Verhütung einnimmst. Du kannst aber direkt nach dem Absetzen damit beginnen. Einige Hilfsmittel sind nötig oder nützlich:

- → Ein digitales Thermometer mit zwei Nachkommastellen, das drei Minuten lang misst oder ein analoges Thermometer
- → Ein Zyklusblatt (gratis zum Download auf sensiplan.de) oder eine geeignete App, z. B. myNFP oder ovolution
- → Empfehlenswert: Das Grundlagenbuch *Natürlich und sicher – Das Praxisbuch* von der Arbeitsgruppe NFP

Meine Erfahrung – So fing es an

Mein erstes Zyklusblatt spuckte mir der Drucker der Unibibliothek auf grauem Umweltpapier aus. Buch und Thermometer lagen in meinem Wohnheimzimmer bereit. Mein damaliger Freund war eher skeptisch, bis er online eine Studie fand, die eine hohe Sicherheit bescheinigte. Außerdem: Wie Kondome funktionierten, wussten wir beide. Es gab also keinen Druck, sondern Lernfreude meinerseits und Toleranz seinerseits.

Was seitdem passierte

Im Laufe der Jahre habe ich einiges ausprobiert und getestet: verschiedene Apps, einen Zykluscomputer und analoge Zyklusblätter. So merkte ich, was zu mir persönlich passt. Für den Einstieg finde ich ein analoges Blatt immer noch gut, weil man nicht umhinkommt, die Regeln genau zu lernen. Das Kritzeln der Temperaturkurve nervte mich aber nach einiger Zeit, und so wechselte ich zur App myNFP. Später erlernte ich in meiner Ausbildung zur Zyklusberaterin eine weitere Methode der Zyklusbeobachtung (FEMM), bei der Hormongesundheit im Fokus steht und bei der man Blutungen und Zervixschleim mit Farbcodes aufzeichnet. Eine achtsame Herangehensweise, die mit einem Blick über meine Gesundheit Aufschluss gibt. Aktuell bin ich wieder *back to the basics,* messe mit einem einfachen Thermometer und zeichne handschriftlich Temperaturkurven – weil ich gerade Lust darauf habe. Was mir bei jedem meiner Experimente auffiel: Selbst mitdenken ist das Wichtigste. Den Zykluscomputer mit seiner automatischen Übertragung der Temperatur an eine App fand ich zwar praktisch, ich verließ mich aber nie auf seinen Algorithmus, sondern auf mein Gehirn – und meinen Zervixschleim zur doppelten Kontrolle.

SCHRITT 1: TEMPERATURBEOBACHTUNG

Methode

Das wichtigste Körperzeichen bei NFP ist die Aufwachtemperatur. Diese verläuft in jedem Zyklus mit Eisprung biphasisch (in zwei Phasen): In der Follikelphase bewegt sie sich auf einem eher niedrigen Niveau (Tieflage). Einen Tag vor bis zwei Tage nach dem Eisprung steigt die Temperatur an und pendelt sich auf einem etwa 0,2 bis 0,5 °C höheren Niveau ein (Hochlage). Am Tag der Periode, vielleicht auch kurz davor oder danach, fällt die Temperatur wieder in die Tieflage.

Für eine akkurate Temperaturkurve misst du direkt nach dem Aufwachen drei Minuten lang deine Temperatur oral, vaginal oder anal. Vorher solltest du mindestens eine Stunde lang geruht haben, schon der Gang zur Toilette kann das Ergebnis verfälschen. Das Messgerät und der Messort im Körper dürfen während eines laufenden Zyklus nicht gewechselt werden, damit alle Temperaturwerte vergleichbar sind. Du rundest sie stets in Schritten von 0,05 °C auf beziehungsweise ab (Beispiel: 36,72 °C wird zu 36,70 °C. Ein Wert von 36,73 °C wird zu 36,75 °C).

Da unsere Körpertemperatur nicht nur vom Zyklus, sondern auch von anderen Faktoren beeinflusst wird, ist es äußerst wichtig, dass du deine individuellen Störfaktoren kennenlernst. Das können zum Beispiel Erkrankungen, Alkohol oder Schlafprobleme sein. Wenn ein Temperaturwert während deiner Tieflage ungewöhnlich hoch und ein Störfaktor vorhanden ist, notierst du den Grund und klammerst den Wert aus, du schließt ihn also aus deiner Analyse aus (so, als ob es die Messung nie gegeben hätte). Ein verbreiteter Glaube ist, dass NFP unter solchen Umständen nicht funktioniere oder unsicher sei. Doch solange man die gestörten Werte konsequent ausklammert, gibt es eigentlich kein Problem. Denn man braucht nur insgesamt sechs gültige aufeinanderfolgende Temperaturwerte, um die folgende Regel zur Bestätigung des Eisprungs anzuwenden: Um einen Temperaturanstieg festzustellen, suchst du einen Temperaturwert, der höher ist als die sechs zusammenhängenden Werte vor ihm. (Reminder: Ausgeklammerte Temperaturwerte zählen nicht und werden ignoriert!) Nun wartest du ab, ob auch die nächsten beiden Temperaturwerte höher sind als die sechs zusammenhängenden Werte vor der ersten höheren Messung. Um das zu checken, ziehst du eine waagrechte Hilfslinie durch den höchsten Wert der niedrigen sechs. Der dritte der drei hohen Werte muss eine zusätzliche Bedingung erfüllen: Er muss um mindestens 0,2 °C höher sein als der höchste Wert der niedrigen sechs (also 0,2 °C über der Hilfslinie liegen).

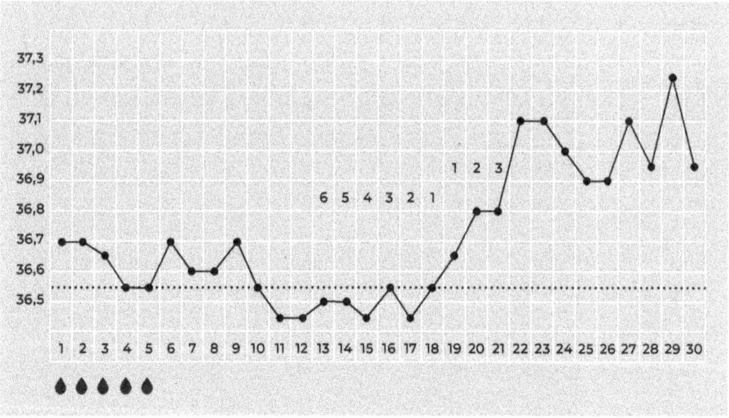

Das ist die Grundregel (auch reguläre Temperaturregel genannt), die für die Mehrheit der Zyklen funktioniert. Zusätzlich gibt es zwei Ausnahmeregeln, denn die Temperatur kann auch flacher ansteigen oder während des Anstiegs noch einmal sinken. Die Beschreibung dieser Regeln findest du im oben genannten Buch oder auf mynfp.de. Bis dahin hilft dir die Grundregel, das Prinzip der Methode zu durchblicken: Nach dem Eisprung steigt unser Progesteronspiegel und mit ihm die Körpertemperatur. Beobachtest du mehrere Tage lang ein höheres Temperaturniveau, kannst du (wenn du alle Regeln befolgt und auch den Zervixschleim kontrolliert hast) sicher sein, dass dein Eisprung vorbei und die unbefruchtete Eizelle abgestorben ist.

Achtung: Im ersten Zyklus nach dem Absetzen hormoneller Verhütung gelten Sonderregeln, die du ebenfalls in den oben genannten Quellen nachlesen kannst.

Meine Erfahrung – Wie es begann

Morgen für Morgen maß ich meine Temperatur. Sie dümpelte im Tieflagenniveau vor sich hin. Zyklustag 13, Zyklustag 14, Zyklustag 15 … Kein

Anstieg in Sicht. Zyklustag 16, Zyklustag 17 … Nichts! War ja klar, dass das bei mir nicht klappt, dachte ich. Dann kam Zyklustag 18 und mit ihm ein Temperaturanstieg. Der Wert war höher als alle sechs davor! Zyklustag 19 – auch dieser Wert war höher. An Zyklustag 20 war meine Temperatur um 0,3 °C höher als die Hilfslinie, die ich durch den höchsten Wert der niedrigen sechs gezogen hatte. Damit übertraf er sogar die nötigen 0,2 °C. Weil auch mein Zervixschleimhöhepunkt mehr als drei Tage zurücklag (dazu gleich mehr), konnte ich an Zyklustag 20 bestätigen, dass ein Eisprung stattgefunden hatte, und wusste: Meine fruchtbare Zeit für diesen Zyklus war vorbei. Wie abgefahren war das denn?

Was seitdem passierte

Ich müsste lügen, würde ich sagen, dass sich diese Erfolgsgeschichte lückenlos fortsetzte. Im zweiten Zyklus verbrachte ich mit meiner Familie eine Woche in den Bergen. Meine Temperatur schwankte wie die Höhenmeter. Zufall oder Zusammenhang? Ich schimpfte jedenfalls so viel darüber, dass mein Vater entnervt fragte: »Das soll jetzt keine Kritik sein, aber warum machst du den Scheiß eigentlich?« Mein damaliger Freund war nicht viel enthusiastischer: »Ich hab zwar keine Ahnung, wie eine Temperaturkurve aussehen soll – aber *so* sicher nicht.« Entnervt brach ich mein Experiment ab. Wir hatten ja immer noch Kondome.

Jahre später wagte ich einen zweiten Anlauf, mit neuem Partner, Geduld und Unterstützung. Seitdem konnte ich in fast jedem meiner Zyklen einen Eisprung bestätigen – mal früher, mal deutlich später. Einmal stieg meine Temperatur erst an Zyklustag 26. Die Panik, schwanger zu sein, blieb mir aber erspart. Denn ich wusste schon, dass der Zyklus länger dauern würde: Ein später Eisprung führt zu einer späten Periode. Meine früheste höhere Temperatur war übrigens an Zyklustag 17. Neun Tage Unterschied in meinem Eisprungzeitraum sind nicht unnormal – das zeigt, warum Kalendermethoden und Apps, die keine Körperzeichen auswerten, so oft versagen.

SCHRITT 2: DIE ZERVIXSCHLEIMBEOBACHTUNG

Methode

Zervixschleim (ZS) ist das Körperzeichen, für dessen Beobachtung du keinerlei technische Geräte brauchst, sondern lediglich Vertrauen und Offenheit deinem Körper gegenüber. Das Sekret wird in den Krypten der Zervix (Gebärmutterhals) gebildet und sichert in der fruchtbaren Zeit Spermien das Überleben, während er ihnen in den unfruchtbaren Tagen den Weg versperrt. Durch seinen Verlauf zeigt dir der Zervixschleim, wann du potenziell fruchtbar bist und wann nicht.

Auch wenn Aussehen und Menge des Schleims individuell unterschiedlich sind, gibt es ein gewisses Muster, das fast alle Menschen mit natürlichem Zyklus beobachten können: Nach der Periode ist der Zervixschleim eher dick, fest und verschließt die Zervix wie ein Pfropf. Je näher der Eisprung rückt, desto flüssiger, klarer und dehnbarer wird er. Diese Konsistenz entsteht durch einen hohen Östrogenspiegel. Sie gilt als die »beste« beziehungsweise fruchtbarste Zervixschleimkategorie, weil sie Spermien den optimalen Überlebensraum bietet. Nach dem Eisprung entwickelt sich der Schleim wieder zurück, er wird fester oder ist gar nicht mehr am Vaginaleingang sichtbar.

Man beobachtet den Zervixschleim, um Beginn und Ende des fruchtbaren Zeitfensters zu bestimmen – alles in doppelter Kontrolle mit den Temperaturregeln. Die Beobachtung besteht aus drei Komponenten: Empfinden – Sehen – Fühlen.

Empfinden. Spüre in dich hinein: Wie fühlt es sich jetzt gerade an, wenn du an deine Vulva, deinen Vaginaleingang denkst – ohne hinzusehen oder hinzufassen? Ist es dort eher trocken? Neutral? Feucht? Nass?

Fühlen. Streiche mit deinem sauberen Finger (oder Toilettenpapier) zwischen deinen Vulvalippen von vorne nach hinten. Wie fühlt es sich an? Trocken? Feucht? Nass? Rutschig? Falls du Zervixschleim gefunden

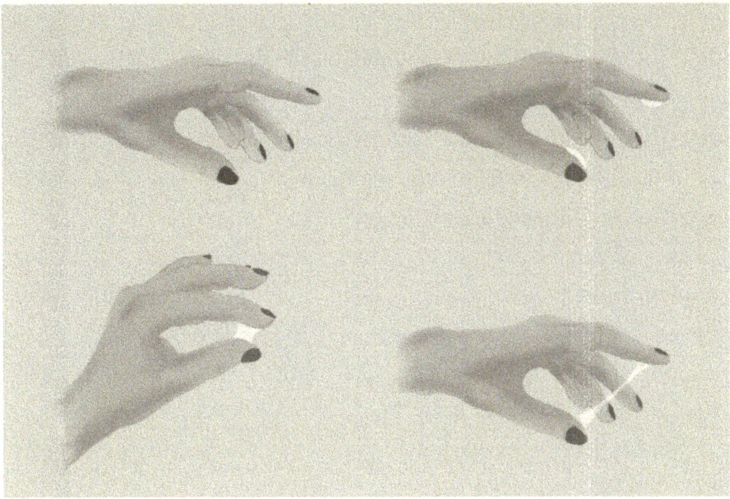

hast, bewege ihn zwischen deinen Fingern. Wie ist seine Konsistenz? Ist er eher dicklich, cremig oder flüssig? Lässt er sich dehnen, und wenn ja, wie weit? (Hinweis: Wahlweise kannst du den Zervixschleim auch direkt am Muttermund abnehmen. Mehr zum Thema Muttermund erfährst du im Grundlagenbuch. Doch solange du am Vaginaleingang genug Beobachtungen machen kannst, ist das die einfachere Technik, die erfahrungsgemäß meistens bevorzugt wird. Pro Zyklus solltest du nur eine Variante nutzen).

Sehen. Sieh dir Farbe und Konsistenz deines Zervixschleims an. Das Aussehen kann von weiß, leicht gelblich, mit Schlieren durchsetzt bis hin zu vollkommen klar und transparent changieren.

Am Abend trägst du deine Beobachtung auf deinem Zyklusblatt oder in deiner App ein – und zwar die fruchtbarste Kategorie, die du an jenem Tag beobachtet hast. In der Literatur zur Methode findest du die korrekten Kürzel für jede Zervixschleim-Kategorie.

Beobachte deinen Zervixschleim mehrmals pro Tag, außer während der Periode. Auch wenn du es dir vielleicht noch nicht vorstellen kannst, wirst du mit großer Wahrscheinlichkeit merken, dass sich dein Zervixschleim jeden Zyklus nach einem wiederkehrenden Muster entwickelt. Der letzte Tag mit der für dich fruchtbarsten Zervixschleim-Kategorie ist dein Schleimhöhepunkt. Es muss nicht unbedingt »perfekter« Schleim sein, der gleichzeitig dehnbar, transparent und glitschig ist, aber es sollte ein klarer Umschwung bemerkbar sein: Hin zu flüssigerem Schleim beziehungsweise nasserem Empfinden und wieder zurück. Wenn du in den drei folgenden Tagen keinen Schleim deiner fruchtbarsten Kategorie mehr beobachtest, ist deine Schleimauswertung abgeschlossen. Ist auch deine Temperaturauswertung beendet, hast du bestätigt, dass dein Eisprung und deine fruchtbare Zeit vorbei sind.

Generell gilt: Temperatur und Zervixschleim (bzw. alternativ der Muttermund, siehe unten) müssen *beide* ausgewertet sein, um zu bestätigen, dass deine fruchtbare Zeit vorbei ist. Weitere Informationen zu diesem doppelten Kontrollmechanismus findest du in der genannten Literatur.

Meine Erfahrung – Wie es begann

Ich widmete mich meinem Zervixschleim mit großem Interesse, aber wenig Optimismus. Noch weniger als bei meiner Temperatur – für die gab es immerhin ein Thermometer – konnte ich mir vorstellen, dass das Ganze bei mir funktionierte. Ich lag falsch. Der Verlauf, wie hier beschrieben, fand auch bei mir eindeutig statt. Die Auswertung funktionierte problemlos.

Verwirrt war ich nur, als ich am Ende des Zyklus nach dem Sex plötzlich Unmengen flüssigen Schleims bemerkte. Mir war nicht klar gewesen, dass Zervixschleim und Erregungsflüssigkeit zwei verschiedene Dinge sind. Letztere entsteht in den Vaginalwänden, ihr Aussehen wird nicht von den Zyklusphasen beeinflusst. Da sie aber eben nur bei Erregung auftritt, kann man sie mit etwas Erfahrung gut von Zervixschleim unterscheiden.

Was seitdem passierte

Mein Zervixschleim wandelte sich von einer leicht peinlichen Angelegenheit zu einem Symbol meiner Sinnlichkeit. Obwohl ich die systematische Dokumentation beim ersten Anlauf nicht lange durchhielt, nahm ich ihn seitdem ganz automatisch wahr. Er verlief immer nach dem gleichen Muster, und das erfüllte mich Zyklus für Zyklus mit Stolz. Im Spätsommer des Jahres, in dem ich NFP erstmals ausprobierte, machte ich einen Sprachkurs in Nizza. Eines Tages lief ich in einem gelben Wickelkleid mit Leomuster, das ich irgendwo auf einem Flohmarkt aufgegabelt hatte, die Strandpromenade entlang. Auf einmal fühlte ich Nässe im Slip, ohne erregt zu sein. Mein fruchtbarer Zervixschleim. Niemand konnte ihn sehen, aber mir sagte er: Ich bin gesund und *fertile as fuck*. Ich liebte es. Und tue es bis heute.

DOCH EIN WENIG RECHNEN: DIE UNFRUCHTBARE ZEIT AM ZYKLUSANFANG

Die bisher erklärten Regeln zielen darauf ab, den Eisprung im Nachhinein zu bestätigen. In den Studien zu NFP kam es zu keiner einzigen Schwangerschaft nach der Auswertung des Eisprungs – der Pearl-Index geht in dieser Phase entsprechend gegen 0. Das würde allerdings bedeuten, dass man nur nach bestätigtem Eisprung ungeschützten Sex haben könnte. Um dafür mehr Zyklustage zur Verfügung zu haben, kann man auch die unfruchtbare Zeit am Zyklusbeginn nutzen. Hierbei wird kein Eisprung bestätigt, sondern ein Zeitraum ermittelt, der höchstwahrscheinlich noch nicht fruchtbar ist. Dafür gibt es mehrere Regeln und die Möglichkeit zur doppelten Kontrolle. Es wird anhand vergangener

Zyklen zurückgerechnet und gleichzeitig mit Zervixschleimbeobachtung in Echtzeit gecheckt, wann die potenziell fruchtbare Phase beginnt. Da dabei diverse weitere Regeln hinzukommen, verzichte ich auf die detaillierte Ausführung – und ermutige dich, dir diese bei Interesse mit dem Grundlagenbuch oder einem Kurs anzueignen.

WAS ES NOCH ZU LERNEN GIBT

Darüber hinaus gibt es weitere Varianten der Beobachtung: Der Zervixschleim kann auch direkt am Muttermund abgenommen werden, und wer gar nicht mit ihm zurechtkommt, kann statt ZS auch den Muttermund (Öffnung und Härtegrad) beobachten. Nur etwa zehn Prozent der NFP-Anwendenden entscheiden sich dafür, weshalb ich diese Technik aus Platzgründen weggelassen habe. Ich selbst habe sie zwar mal ausprobiert – es war spannend und die zyklischen Veränderungen eindeutig. Doch die Zervixschleimbeobachtung empfinde ich persönlich als alltagstauglicher. Auch Hilfsmittel wie Bluetooth-Thermometer, Zykluscomputer oder Mess-Sensoren, die man in der Vagina oder auf der Haut trägt, werden immer beliebter. Meine Devise: Erst in Ruhe die Theorie verstehen und dann überlegen, ob man in ein technisches Tool investieren möchte. Zu bedenken ist auch, dass die »klassischen« Methoden besser erforscht sind als neue Tools (zu denen teilweise keine Studien vorliegen). Mit der Zeit wirst du ein Gefühl dafür entwickeln, womit du persönlich dich wohlfühlst.

WAS TUN MIT DEN GANZEN INFORMATIONEN?

Puh, ganz schön viel, denkst du jetzt vermutlich – und ich kann dich gut verstehen. Am Anfang wirken diese Informationen ein wenig abstrakt, und so ganz glaubt man noch nicht, dass der eigene Körper so aufschlussreich sein kann. Die Versuchung, sich ohne eigene Anstrengung auf eine App zu verlassen, liegt nahe. Aber: Ich habe schon zu viele Frauen erlebt, die angesichts widersprüchlicher App-Vorhersagen immer unsicherer wurden – und nicht in Kontakt mit ihrem Körper kamen. Eine hatte irgendwann fünf Apps installiert, jede zeigte eine andere fruchtbare Zeit an. Eine Freundin von mir verließ sich hingegen voll auf den Algorithmus ihrer Lieblings-App (ohne ihre Temperatur oder ihren Zervixschleim zu beobachten) – und wurde ungeplant schwanger. Wie viele andere Menschen vertraute sie der Technik mehr als ihrer Fähigkeit, ihre Körperzeichen zu verstehen.

Mein Tipp an dich: Mach es anders. Du darfst und solltest an deine Lernfähigkeit und dein Körpergefühl glauben. Keine NFP-Regel ist schwerer als Grundschul-Mathe, und nach der Lernphase beträgt der tägliche Aufwand keine fünf Minuten. Es wird zur Routine, genau wie Zähneputzen. Was NFP mit dem Verhältnis zu Zyklus und Körper macht, kann man nur herausfinden, indem man es probiert. Ich habe noch niemanden getroffen, der*die einen ernsthaften Versuch bereut hat.

Und nein, nicht alle wenden dauerhaft die symptothermale Methode an, nicht alle werden davon so begeistert sein wie ich. Das müssen sie auch nicht. Eine meiner Kursteilnehmerinnen fand das Temperaturmessen auf Dauer nervig, nimmt aber ihren Zervixschleim genau wahr und feiert ihre energiereiche Eisprungphase. Eine andere konnte sich nicht vollends für ihren Zervixschleim begeistern, liebt aber ihre Temperaturkurve: In stressigen Arbeitsmonaten kann sie dadurch nachvollziehen, wie sich ihr Eisprung verzögert und somit auch die nächste

Periode (Ziel jenes Kurses war nicht Verhütung, sondern das Kennenlernen der Körperzeichen und zyklusbewusstes Leben). Eine weitere Frau, die ich nur kurz zum Thema Kinderwunsch beriet, bedankte sich Monate später für meine Erklärungen zur Zervixschleimbeobachtung. »Beim zweiten Versuch hat es geklappt. Nun bin ich im vierten Monat schwanger. Der Tipp hat echt geholfen!« In einem sind sie sich alle einig: Die Achtsamkeit und Akzeptanz gegenüber ihrem Körper sind auf einem völlig neuen Level angekommen.

Ich gebe selbst zu: Nur, um meinen Körper zu verstehen, hätte ich mit Anfang 20 wahrscheinlich nicht mit NFP begonnen – auch wenn ich es heute für den Lifehack schlechthin halte. Ein konkretes Ziel motiviert. Das kann sein, die nächste Periode zu prognostizieren – akkurater als jede App. Oder hormonellen Problemen endlich auf die Spur zu kommen. Oder ohne Nebenwirkungen zu verhüten, schneller schwanger zu werden, alte Scham abzubauen, den Körper lieben zu lernen.

Meine Cousine plante Jahre später übrigens tatsächlich eine Familie. Heute hat sie zwei Kinder, mit denen sie im ersten beziehungsweise zweiten Zyklus geplant schwanger wurde. Als ich sie für dieses Kapitel via WhatsApp fragte, ob sie sich an das für mich lebensverändernde Gespräch erinnert, verneinte sie. Doch sofort waren wir wieder mittendrin in einem vertrauten Austausch – über unser jetziges (Liebes-)Leben. Ein Reminder, dass wir uns bald mal wieder auf eine Pizza treffen sollten …

Reclaim Zervixschleim: Wie man weibliche Körperflüssigkeiten wertschätzen lernt

Dank NFP meinen Zervixschleim zu verstehen bedeutete für mich nicht nur, meine fruchtbaren Tage zu bestimmen und natürlich zu verhüten. Vor allem war die Neuentdeckung ein Triumph über einen Spruch in der achten Klasse: »Muschis stinken nach Fisch.« Gesagt hatte ihn Jens aus meiner Parallelklasse. Er hatte eine große Klappe und wahrscheinlich seit seiner Geburt keine Vulva aus der Nähe gesehen. Obwohl ich mir beides schon damals dachte, bohrten sich die Worte in meinen Kopf und pflanzten Selbstzweifel. Wie könnte ich begehrenswert sein, wenn ich untenrum schlecht roch? Was, wenn ich mit einem Jungen rummachte und er mich eklig fand – vielleicht sogar etwas herumerzählte, das Jens' Behauptung bestätigte? Auf einmal war ich überzeugt, dass an der Sache mit dem Fischgeruch etwas dran war. Auch wenn ich vorher nichts dergleichen bemerkt hatte.

Damals dachte ich, es müsse an diesem Ausfluss liegen, der ein Jahr vor meiner Menstruation begonnen hatte und seitdem fast täglich in meiner Unterhose landete. Das verunsicherte mich, denn in der *Bravo* hatte ich gelesen, dass er ein Vorbote der Periode sei. Nach ihrem Eintreten, glaubte ich, würde er wieder verschwinden. Doch als Jens seinen Spruch brachte, hatte ich schon seit mehreren Jahren meine Tage – und trotzdem weiterhin Ausfluss. Lief bei mir vielleicht etwas falsch, was meinen Intimbereich noch komischer machte, als es meiner Meinung nach sowieso schon der Fall war?

Ich nahm meinen Mut zusammen und fragte eine meiner besten Freundinnen, ob es normal sei, täglich weiße Spuren in der Unterhose zu haben. »Jaa, Rena«, sagte sie und klang genervt – vielleicht auch peinlich berührt. Ich für meinen Teil war beruhigt. Der Fisch-Vergleich verblasste allmählich. Die Bedeutung von Zervixschleim sollte ich trotzdem nicht erfahren, bis ich über 20 war.

In Gesprächen mit Freund*innen, Klient*innen und Follower*innen merke ich immer wieder, wie schambehaftet das Thema Ausfluss für sie war – oder ist. 2021 sah ich auf Instagram eine Story der *Mädelsabende* von Funk, einem Angebot von ARD und ZDF. Die Moderatorin, die in meinem Alter ist, sagte: »Ausfluss finde ich peinlicher als die Körperflüssigkeit, die bei Erregung entsteht – und ich wusste gar nicht, ob es die gleiche ist.« Dann erzählte sie von Freundinnen, die täglich Slipeinlagen tragen, damit der Partner im gemeinsamen Wäschekorb keine Spuren in ihrer Unterwäsche sieht.

Missverständnisse zu weiblichen Körperflüssigkeiten scheint es auf der ganzen Welt zu geben. Meine kolumbianische Freundin Mariana*, die ich in meiner Ausbildung zur Zyklusberaterin kennenlernte, erzählte mir dazu eine Geschichte aus ihrer Jugend: Ihre Schulfreundinnen waren fest überzeugt, dass Mariana bereits Sex hatte. »Du gibst es nicht zu, aber du hast es schon gemacht!« Der vermeintliche Beweis? Mariana hatte erzählt, dass sie manchmal flüssigen, klaren Ausfluss hatte. Und die Freundinnen meinten: So was passiert nur beim Sex. Von Zervixschleim, der sich je nach Zyklusphase verändert, hatten die Mäd-

* Für Spanischsprechende kann ich ihren Instagram-Account sehr empfehlen: Mariana Castillo @tuciclomenstrual

chen noch nie gehört. Stattdessen wurde ihnen am anderen Ende der Welt das Gleiche erzählt wie mir in Deutschland: »Die Scheide wird feucht, damit der Penis in sie eindringen kann.«

Die Aussagen der Funk-Moderatorin, die Worte von Marianas Freundinnen, meine eigenen Gedanken – sie alle deuten auf einen unausgesprochenen Glaubenssatz hin: Frauen sollen penetrierbar sein, also feucht werden, wenn es dem Penis dient. Aber andere Ausflüsse und Gerüche? Wie überflüssig, seltsam, ja ekelhaft. Die Folgen dieser Ansichten sind fatal. Sie können dazu führen, dass wir uns weniger berühren, weniger wohlfühlen und weniger entdecken. Oder dass wir versuchen, den vermeintlich ekligen Ausfluss täglich mit Slipeinlagen aufzufangen. Diese wiederum können (vor allem, wenn sie Duftstoffe enthalten oder nicht luftdurchlässig sind) tatsächlich die Vaginalflora durcheinanderbringen und zu krankhaftem Ausfluss führen. Das Vorurteil der übel riechenden Vagina bestätigt sich – ein Teufelskreis.

Dabei könnte es ganz anders und so viel besser sein. Wenn wir unsere Körperflüssigkeiten verstehen, können wir sie schätzen, statt uns zu schämen. Dann erleben wir unsere Zyklusphasen in Echtzeit, gehen achtsam mit uns um, entwickeln eine bessere Beziehung zu unserer Vulva und unserer Sexualität. Wenn wir wissen, wie gesunder Zervixschleim aussieht, können wir ihn problemlos von krankheitsbedingtem Ausfluss unterscheiden und müssen nicht panisch in die Arztpraxis hetzen, wie es die Gynäkolog*innen Dorothee Struck und Konstantin Wagner unabhängig voneinander in Blogtexten und Instagram-Storys beschreiben: Manchmal kommen Patientinnen ein paar Wochen nach dem Pilleabsetzen in die Praxis, weil sie aufgrund von flüssigem, vermehrtem Ausfluss eine vaginale Infektion vermuten. Bis sich bei der Untersuchung herausstellt, dass sie einfach kurz vor dem Eisprung stehen.[36]

Krankheitsbedingten Ausfluss erkennt man oft daran, dass er mit unangenehmen Begleiterscheinungen einhergeht: Jucken, Brennen,

Rötungen. Auch eine ungewohnte Farbe (grau, grünlich), Konsistenz (schaumig, zerbröckelnd) oder Geruch (süßlich nach Hefe oder tatsächlich fischig*) können Indizien dafür sein, dass etwas nicht stimmt. Die beste Voraussetzung zu erkennen, ob es sich um gesunden Schleim oder krankhaften Ausfluss handelt, ist, die eigenen Körperzeichen zu verstehen. Welche vaginalen Körperflüssigkeiten gibt es? Was können wir aus ihrer Beobachtung lernen? Und wie unterscheiden wir sie voneinander?

ZERVIXSCHLEIM

Wie wir im Kapitel »Revolution mit unscheinbarem Namen« gesehen haben, verändert sich unser Zervixschleim im natürlichen Zyklus nach einem wiederkehrenden Muster. Bereits in den 1960er-Jahren identifizierten Ärzte mehrere Zervixschleim-Typen, die sich mikroskopisch unterscheiden. Alle werden gleichzeitig produziert und vermischen sich, doch je nach Zyklusphase variiert ihr jeweiliger prozentualer Anteil. Die fruchtbarste Kategorie, also flüssiger, klarer, dehnbarer Schleim, hilft Spermien auf ihrem Weg, nährt sie und gibt ihnen durch seine faserartige Struktur Orientierung. Ein weiterer, etwas zähflüssigerer Zervixschleimtyp filtert währenddessen minderwertige Spermien heraus. Und dann gibt es noch Zervixschleim, der sehr engmaschig strukturiert ist. Er blockiert Spermien buchstäblich den Weg und bietet einen gewissen Schutz vor Bakterien – was natürlich kein Kondom ersetzt. Zervixschleim ist das einzige Körperzeichen, das jede Zyklusphase in Echtzeit anzeigt. Er wechselt nicht nur einmal im Zyklus wie die Temperatur, sondern täglich und allmählich. Und: Man braucht ihn für eine

* Bei bakterieller Vaginose gibt es die Ähnlichkeit zu Fischgeruch tatsächlich, bei einer gesunden Vagina nicht. Die Infektion lässt sich gut behandeln.

natürliche Befruchtung. Reproduktionsmediziner*innen sprechen sogar von einer Fertilitätstriade (Fruchtbarkeits-Dreiklang) aus Spermium, Eizelle und Zervixschleim.[37] Sich für Zervixschleim zu schämen ist also in etwa so, wie das eigene Sperma peinlich zu finden.

Neben Zervixschleim gibt es auch noch den sogenannten *vaginal cell slough* (vaginalen Zellschleim) aus abgestorbenen Hautzellen, eine Art Selbstreinigungsmechanismus der Vagina. Er kann sich beim Herausfließen mit Zervixschleim vermischen. Dennoch sind die zyklischen Veränderungen des Zervixschleims mit etwas Übung leicht zu beobachten.

Wie das geht, habe ich im vorigen Kapitel beschrieben. Wenn man nicht systematisch NFP macht, muss man nicht unbedingt Kürzel und Kategorien lernen, sondern kann intuitiv wahrnehmen, wie Farbe, Menge und Beschaffenheit variieren.

ERREGUNGSFLÜSSIGKEIT

Nicht mit Zervixschleim verwechseln sollte man den Erregungsschleim, der im Zusammenhang mit (körperlicher oder mentaler) sexueller Stimulation auftritt. Er ist transparent, dehnbar und ähnelt optisch fruchtbarem Zervixschleim, hat aber eine etwas dünnere Struktur und wird nicht im Gebärmutterhals, sondern von Drüsen in den vaginalen Wänden produziert. Sein Aussehen wird nicht vom Zyklus beeinflusst, durchaus jedoch seine Menge: Bei hohem Östrogenspiegel nahe dem Eisprung wird Erregungsflüssigkeit vermehrt und schneller gebildet. In dieser Zyklusphase vermengt sie sich manchmal auch mit flüssigem Zervixschleim, der von der Zervix die Vagina hinunterfließt. So wird Sex in diesen Zyklustagen bisweilen zu einer besonders feuchten Angelegenheit.

Feucht oder nicht feucht zu werden ist allerdings kein sicherer Hinweis darauf, wie erregt man sich fühlt. Denn zum einen spielen hormonelle Faktoren, die allgemeine Gesundheit, tägliche Wasseraufnahme und Veranlagung bei der Produktion von Erregungsschleim eine Rolle. Zum anderen gibt es das Phänomen der *arousal nonconcordance*, Diskonkordanz bei sexueller Erregung[38]: Die körperliche Reaktion entspricht nicht immer der Lust oder Unlust, die man empfindet. Man kann nass sein, ohne sich erregt zu fühlen, oder trocken sein und Bock haben. Die Lösung? Ehrliche Gespräche und gegebenenfalls Gleitgel.

Immer wieder fragen mich Klient*innen, wie man Erregungsschleim von fruchtbarem Zervixschleim unterscheidet. Eine Möglichkeit ist die sogenannte Wasserprobe. Gibt man den Schleim in ein Glas Wasser und er löst sich darin auf, ist es Erregungsflüssigkeit. Tut er es nicht, ist es Zervixschleim. So ganz überzeugt bin ich von dieser Methode allerdings selbst nicht, denn das Auflösen klappt nicht immer komplett. Stattdessen würde ich empfehlen, den Zervixschleim nicht vor oder nach sexueller Erregung zu beobachten, sondern etwa eine Stunde abzuwarten und zwischendurch den Intimbereich abzutrocknen. Keine Sorge: Nach und nach wirst du ein Gefühl für beide Körperflüssigkeiten entwickeln.

WEIBLICHE EJAKULATION UND SQUIRTING

Es gibt auch Flüssigkeitsausstöße bei sexueller Erregung, die zeitgleich oder zeitnah mit dem Orgasmus auftreten. Auch wenn ihre Zusammensetzung bis heute nicht vollständig erforscht ist, unterscheidet man zwischen Squirting und weiblicher Ejakulation.[39] Squirting bezeichnet das stoßweise Spritzen einer Flüssigkeit, die verdünntem Urin ähnelt. Bei weiblichem Ejakulat handelt es sich um eine weißliche bis durchsichtige Flüssigkeit, die in den Skene-Drüsen gebildet wird und eher fließt als spritzt. Nicht alle Frauen beziehungsweise Menschen mit Vagina erleben diese Phänomene, je nach Umfrage sind es aber immerhin zwischen 10 und 54 Prozent.[40] Auch hier gilt: Zu ejakulieren ist genauso in Ordnung, wie es nicht zu tun.

Ausgerechnet für diese ziemlich faszinierenden, mindestens aber gesunden Funktionen sollen wir uns schämen? Wenn es nach Hygieneartikel-Herstellern, Internet-Trollen und auch einigen Frauen selbst geht, lautet die Antwort: Ja. Slipeinlagen werden mit Sätzen wie »Du kannst dafür sorgen, dass du dich frisch und wohlfühlst. Warum solltest du zulassen, dass so etwas wie verstärkter Ausfluss dir den Tag vermiest?«[41] beworben. Doch am meisten im Gedächtnis geblieben ist mir der Instagram-Kommentar einer Frau: Sie verstehe nicht, warum über diese Themen gesprochen werde. Denn: »Es ist nun mal eklig, was da so heraussuppt.«

Mich machen solche Aussagen ganz schön betroffen. Immerhin sprechen wir von Körperflüssigkeiten, die für Gesundheit oder Genuss stehen. Zervixschleim ist noch mehr als das – er ist essenziell für das Fortbestehen der Menschheit. Das heißt nicht, dass du keine Slipeinlage oder saugfähige Panty nutzen darfst, wenn es dir an manchen Tagen zu nass wird. Aber es würde uns guttun, wenn wir unsere Körperfunktionen schätzen lernen würden. Wann das wohl passiert? Gute Frage. Zervixschleim ist vielleicht das nächste große Tabu nach Periodenblut. Nachdem die Menstruation ein bisschen Medienrummel bekommen hat, geht es bei Zervixschleim erst langsam los. Als ich bei einem Pitch meiner Zyklus-Plattform *Chica Con Ciclo* das Zervixschleim-Tabu als roten Faden wählte, verlor ich um ein Haar mein Stipendium. Teile der Jury konnten nicht glauben, dass dieses Thema genügend Menschen interessiere.* Das Gleiche wurde den Gründer*innen der Perioden-

* Für das Fortsetzen meiner Förderung setzte sich unter anderem ein junger, männlicher Juror ein. Danke!

Unterwäschemarke ooia und der Autorin Franka Frei, die ihre Bachelorarbeit über das Menstruationstabu schrieb, ein paar Jahre zuvor in Bezug auf die Periode gesagt.

Doch nach und nach ändert sich etwas. Einige Künstler*innen machen ihre Körper und ihre Sexualität zum Thema – manchmal auf sehr explizite Weise. Einen Song über Zervixschleim gibt es meines Wissens noch nicht, aber über Erregungsflüssigkeit. Das Lied »WAP« (ausgeschrieben Wet Ass Pussy, auf Deutsch in etwa: verdammt feuchte Muschi) von Megan Thee Stallion und Cardi B schaffte es 2020 an die Spitze der Charts – und empörte US-amerikanische Konservative. Offensichtlich ist eine feuchte Vagina nicht mehr allen geheuer, wenn ihre Besitzerinnen darüber rappen, was sie im Bett brauchen, damit es mit der WAP was wird. Der konservative Kommentator Ben Shapiro twitterte sogar: »Die Differenzialdiagnose meiner Frau, Ärztin, lautet: bakterielle Vaginose, Hefepilzinfektion oder Trichomoniasis.« Twitter-User*innen hielten das für die größte Selbstdemontage überhaupt oder fragten: »Moment mal, seine Frau hat ihn davon überzeugt, dass es normal ist, dass er sie nicht feucht macht – und er hat ihr geglaubt?«[42]

Mit Mitte 30 hatte Shapiro genauso wenig verstanden wie Jens mit 14. Ob dieser seitdem dazugelernt hat, ist mir nicht bekannt. Klar ist jedenfalls: Derlei Verwirrungen sind mit Körperkenntnis und Kommunikation vermeidbar. Die Menge der Flüssigkeiten allein sagt nichts darüber aus, ob man Lust auf Sex oder ein Gesundheitsproblem hat.* Wann und wie viel fließt (oder spritzt), ist individuell verschieden. Was aber für alle gilt: Unsere Körperzeichen zu kennen stärkt unser Selbstbewusstsein.

Wie mir eine Kursteilnehmerin einmal schrieb: »Auf einmal ist das

* Lässt man den Spott beiseite, gilt das fairerweise natürlich auch für Ben Shapiro und seine Frau. Abwesenheit von Feuchtigkeit heißt nicht unbedingt Abwesenheit von Lust und Erregung.

weiße Zeug in der Unterhose nicht mehr komisch, sondern hochinteressant.« Sie hatte erreicht, wozu ich dich und alle gern aufrufe: Reclaim Zervixschleim!

Ebbe und Flut: Der Zusammenhang von Zyklus und Sex

Ein wahnsinnig schöner Mann, sein bester Freund – und ich. Flirtend, tanzend, trinkend auf einem Konzert in den Hügeln meiner Lieblingsstadt Rio de Janeiro. Ich fühlte sie, die Leichtigkeit des Seins. Mein Bachelorstudium war fast geschafft, ein Kapitel von mir war kürzlich in einem Interviewband erschienen, und dank eines Stipendiums war ich für ein Auslandssemester zurück in meinem geliebten Brasilien.

Meine beste Freundin hatte mir den Kontakt der Jungs-WG gegeben, in der die beiden wohnten. Am Nachmittag traf ich mich mit einem von ihnen in einem Straßencafé auf einen Kennenlern-Drink. Irgendwann musste ich auf die Toilette, und als ich zurückkam, saß noch jemand da. Der Schöne. Dunkle Augen, Siebentagebart. »Auch Vegetarierin?«, sagte er mit Blick auf meine Spinat-Empanada und strahlte mich an. In der Dämmerung zogen wir weiter, liefen Treppenstufen hinauf zu einem Open Air. Die Temperatur sank kaum, die Nacht war noch lang. Ich fühlte mich schön, gesund, begehrenswert. Es war mein 15. Zyklustag.

Die Details behalte ich für mich, aber so viel sei gesagt: Es war eine Nacht voller Spiel und Sinnlichkeit. Und ein Teil ihrer Magie lag darin, dass ich so sehr mit meinem Körper und meinem Zyklus verbunden war.

Aber wie genau hängen Zyklus und Sexualität zusammen? Dieser Frage nachzuspüren ist der Hauptgrund für dieses Buch. Relativ klar zu beantworten ist sie, wenn wir beim Thema Fruchtbarkeit sind: Geht es um Schwangerschaftsverhütung oder Kinderwunsch, berührt der Menstruationszyklus fast immer die Sexualität. Doch das sind nur zwei von vielen Facetten. Ich plante definitiv keine Schwangerschaft in jener Nacht. Verhüten mussten wir auch nicht, denn es gab keinen Sex – zumindest nicht im herkömmlichen Sinn. Und trotzdem spürte ich so deutlich wie nie, dass mein Zyklusbewusstsein mein Sexleben revolutionierte.

Denn *dass* der Zyklus die Sexualität beeinflusst, ist unvermeidbar. Ob uns das einschränkt oder bereichert, hängt nicht zuletzt davon ab, wie gut wir ihn verstehen. Ich weiß nicht, ob mein Zyklusbewusstsein die beiden Männer und ihre nächsten sexuellen Begegnungen geprägt hat. Jedenfalls teilte ich mit ihnen, warum ich mich an jenem Tag besonders lustvoll fühlte: »É o dia quinze pra mim« – Heute ist Tag 15 für mich. Der Schöne überlegte kurz, dann spiegelte sich die Erkenntnis in seinem verschmitzten Lächeln.

Es braucht natürlich nicht unbedingt eine Sommernacht mit zwei Brasilianern, um den Einfluss der Zyklusphasen auf das sexuelle Erleben zu spüren. Den eigenen Zyklus wahrzunehmen kommt der Sexualität zugute, egal, wie und mit wem man sie auslebt. So sieht es auch eine Bekannte von mir, Autorin und Sexualberaterin Theresa Lachner. Als ich sie fragte, ob man ihrer Meinung nach besseren Sex hat, wenn man seinen Zyklus versteht, antwortete sie ohne jegliches Zögern: »Tausendmilliardenprozentig.«

In der Nacht in Rio war mein Wohlbefinden auf dem Höhepunkt. Körperlich und emotional war ich voller Energie. Das ist typisch für das Hormonhoch kurz vor dem Eisprung. Es sorgt dafür, dass man sich extrovertiert und sexy fühlt; laut einer Studie greift man in jenen Zyklustagen sogar zu knapperer Kleidung.[43] Meine war angesichts der herrschenden Mode und Temperatur in Rio sowieso strandorientiert. Doch es ist einleuchtend, dass man in der fruchtbaren Zyklusphase mehr Lust hat, den Körper zu zeigen und in Szene zu setzen. Statt prämenstrueller Brustschmerzen oder Blähbauch fühlt man sich nahe dem Eisprung leicht, stark und attraktiv. Kenner*innen bemerken auch den flüssigen Zervixschleim, eine sinnliche Erinnerung an ihre Fruchtbarkeit.

Wenig stark ausgeprägt ist in dieser Phase hingegen das Hungergefühl. Was ich an jenem Abend aß, weiß ich abgesehen von der Empanada zwar nicht mehr, aber wir waren lange auf Achse – zu Fuß und auf der Tanzfläche. Wo ich sonst vielleicht nach Snacks gesucht hätte, stand etwas anderes im Zentrum: meine Lust. Auch das ist typisch für diese Zyklusphase. Prämenstruell ist es umgekehrt. Energie und Libido sinken, der Kalorienbedarf steigt.[44] Man wird schneller *hangry*, und das Sofa scheint attraktiver als ein Festivalgelände.

Auch die bereits beschriebenen zyklischen Veränderungen von Zervixschleim, Feuchtigkeit und Muttermund können das sexuelle Empfinden beeinflussen. Rund um die Periode steht der Muttermund tief in der Vagina. Je näher der Eisprung rückt, desto weiter wandert er nach oben, wird weicher und offener. Dadurch kommt es vor, dass manche Sexstellungen in einer Zyklusphase super funktionieren, aber in einer anderen als körperlich unangenehm empfunden werden. Einen ähnlichen Einfluss hat die variierende Feuchtigkeit, auch wenn man dies mit Gleitgel ausgleichen kann.

Begehren, unvermittelt und heftig. Einen Menschen – oder mehrere – so anziehend zu finden, dass es im Unterleib zieht und kribbelt. Die sexuellen Antennen auf Anschlag, Blicke registrieren und erwidern. In diesem Zustand war ich an jenem Zyklustag 15. Wie so oft, wenn es auf den Eisprung zugeht.

Was ich wahrnehme, ist laut Wissenschaft weit verbreitet. Studien besagen, dass die Lust rund um den Eisprung am höchsten und kurz vor der Periode auf dem Tiefpunkt ist. Frauen beziehungsweise Menschen mit Zyklus initiieren in ihrer fruchtbaren Phase häufiger Sex – in heterosexuellen wie in queeren Beziehungen. Auch masturbiert man dann öfter. Die Ovulation als Lustbooster – egal, in welcher Lebens- und Beziehungssituation.

Während meine Lust mich damals durch die brasilianische Nacht trug und es eigentlich nur gut werden konnte, habe ich auch Momente erlebt, in denen das Gegenteil der Fall war – gerade in der prämenstruellen Phase. Einmal stritt ich mit meinem damaligen Freund, weil ich einige Tage lang kein Begehren fühlte und mich zurückzog – er war der Meinung, das sei der Anfang vom Ende. Zu Ende war aber erst mal nur mein Zyklus. Als kurz darauf meine Periode begann, vermutete ich einen vagen Zusammenhang zum Schneckenhaus der Vortage. Ich konnte es nur noch nicht richtig in Worte fassen.

Andererseits: Die Nacht in Rio war ein perfektes Setting, das vielleicht auch einen Tag vor der Menstruation zu einer sinnlichen Erfahrung geführt hätte. Im Buch *Fragmentos de un amor furtivo* des kolumbianischen Autors Héctor Abad Faciolince erzählt die Protagonistin Susana ihrem Geliebten Rodrigo, wie sie in verschiedenen Zyklusphasen auf Männer reagiert: »Ich bemerke eine gewisse gesteigerte Erregung am Beginn des Zyklus und dann immer mehr bis zum Tag des Eisprungs. Danach nimmt meine Erregung bis zum Ende des Zyklus wieder ab. Ich erklärte ihm, dass das keine Regel ohne Ausnahme war, denn wenn sich David Bowie auf dem Höhepunkt meiner PMS-Phase vor mir aufbauen würde, würde ich vermutlich mehr empfinden als mit ihm [einer ihrer früheren Liebhaber] und sogar als mit dir, Rodrigo, zwei Stunden vor dem Eisprung. Es hängt sowohl von den Hormonen als auch von den Stimuli ab.«[45]

Besser könnte ich es auch nicht sagen.

DIE GEGENSEITIGE ANZIEHUNGSKRAFT

Seit ich meinen Zyklus beobachte, habe ich immer wieder den Eindruck, dass ich in den Tagen um meinen Eisprung nicht nur stärker begehre – sondern auch stärker begehrt werde. Sah ich in jener Nacht nicht auch in den Blicken und Berührungen der beiden Männer, wie unwiderstehlich sie mich fanden? In was für einem Rausch wir uns befanden – und das, abgesehen von ein wenig Alkohol, völlig ohne Drogen?

Nicht nur meine Erfahrung (und die vieler anderer), sondern auch die Forschung deutet darauf hin, dass die gegenseitige Anziehungskraft mit dem Zyklus steigt und fällt. In einer Studie bewerteten Männer Stimme, Gesamteindruck und Körpergeruch bei Frauen in der Ovulationsphase höher als in anderen Momenten des Zyklus. Bei Pillennutzerinnen zeigte sich diese Schwankung nicht.[46] Bei einer Studie mit Lapdancerinnen zeigte sich, dass Tänzerinnen mit natürlichem Zyklus in ihrer Eisprungphase mehr Trinkgeld bekamen als in jeder anderen Zyklusphase. Bei ihren Kolleginnen, die hormonell verhüteten, gab es keinen solchen Anstieg. Unklar bleibt laut den Autor*innen, welche genauen körperlichen Mechanismen die Trinkgeldhöhe beeinflussen. »Möglicherweise [...] bereits dokumentierte Veränderungen in Körpergeruch, Attraktivität des Gesichts, Körpersymmetrie, Taille-Hüften-Verhältnis, verbale Kreativität und Redegewandtheit oder phänotypische Signale, die noch nicht erforscht wurden.«[47]

Ich finde es faszinierend genug, *dass* sich all das verändert und vermutlich die Anziehungskraft beeinflusst. Doch nicht nur die eigene Attraktivität kann zyklisch schwanken, sondern auch, auf wen wir stehen. Mein Bad-Feminist-Geständnis: Nahe des Eisprungs finde ich Machos nicht ganz uninteressant. Zwar auch nicht so spannend, dass ich mich tatsächlich auf einen einlassen würde, doch im Laufe der Jahre (und der Zyklen) hat mir nahe dem Eisprung schon manch hypermaskuliner Typ mit Motorrad ein Grinsen entlockt, wo in anderen Zyklusphasen nur genervtes Augenrollen drin war.

Mich zu wundern oder gar dafür zu verurteilen ist aber nicht nötig. In Studien, die den Einfluss des Zyklus auf die sexuelle Anziehung erforschen, zeigte sich, dass Frauen mit natürlichen Zyklen Männer mit maskulin konnotierten Gesichtszügen, Stimmlagen und Behaarung nahe ihrer Ovulation als attraktiver bewerteten.[48] Bei hormonell verhütenden Frauen war diese Schwankung geringer. Außerdem scheinen Frauen in der Eisprungphase häufiger Menschen außerhalb ihrer festen Beziehung zu begehren.[49]

Natürlich ist der Hormonhaushalt nur einer von vielen Einflüssen auf unser sexuelles Verhalten. Schließlich spielt die Beziehungsdynamik, der körperliche und emotionale Zustand, Sozialisation und vieles mehr ebenfalls hinein. Als Ausrede zum Seitensprung taugt der Zyklus genauso wenig wie die Legende vom Mann, der biologisch gesehen nicht anders kann, als möglichst viele Frauen zu begatten. Außerdem bemerken viele Menschen – darunter einige meiner Freundinnen, Klient*innen und ich selbst – auch, dass wir unsere festen Partner*innen nahe dem Eisprung besonders heiß finden.

Dass an jenem Abend aus einem Tête-à-Tête zu zweit eine Ménage-à-trois wurde, kann an der brasilianischen Lockerheit liegen, die auf mich übersprang. Vielleicht hatte es aber auch mit einer gewissen Verwegenheit zu tun, die ich in der Eisprungphase spüre. Risikofreude und Abenteuerlust gelten während des Östrogen- und Testosteronhochs als ausgeprägt.

Ob konkrete sexuelle Vorlieben mit den Zyklusphasen variieren, ist nicht erforscht, aber vorstellbar. Denn Körpergefühl, Lust und Anziehungskraft haben schließlich auch damit zu tun, *was* wir beim Sex machen möchten. Veränderungen wie schwankende Feuchtigkeit können dazu führen, dass wir uns an manchen Tagen Slow Sex und Gleitgel wünschen und an anderen einen Quickie. In einer Studie zeigte sich, dass heterosexuelle Paare während der Menstruation fürsorglicher miteinander umgingen – auch das ist ein Aspekt von Intimität und Sexualität.[50]

In diesen Kontexten läuft die sexuelle Kreativität vielleicht eher unbewusst ab. Doch der Menstruationszyklus fordert auch unseren ganz konkreten Einfallsreichtum heraus. Am offensichtlichsten ist das bei Sex während der Periode. Den dazu passenden Praktiken und Produkten widme ich ein eigenes Kapitel.

Auch die fruchtbaren Tage muss man meist bewusst gestalten. Welche Barrieremethode will man nutzen? Möchte man doppelt verhüten, zum Beispiel mit Diaphragma und Kondom? Oder auf sexuelle Praktiken verzichten, bei denen eine Befruchtung möglich ist? Was einschränkend klingt, ist es nicht immer. Einmal berichtete mir ein 18-jähriges Mädchen, wie der Sex mit ihrem Freund ohne Pille vielfältiger wurde. Sie wollten wegen ihrer wiedergekehrten Fruchtbarkeit vorsichtig sein – und entdeckten ihre Körper mit viel nicht penetrativem Sex.

Alle beschriebenen Bereiche – das Körpergefühl, die schwankende Lust, die Anziehung, die Kreativität – bringen eine wachsende (Entscheidungs-)Freiheit mit sich. Auf dem Fundament von Zykluswissen und -bewusstsein kann man seine Sexualität entspannt und selbstbestimmt ausleben. Sich zu spüren und auszudrücken, also im wahrsten Sinne des Wortes *selbst*-bewusst zu sein, zählt für mich zu den schönsten Freiheiten überhaupt.

Freiheit ist außerdem, ungeplanten Situationen – zum Beispiel Verhütungspannen oder verlängerten Zyklen – autonom und ohne Angst zu begegnen. Wie im Kapitel »Gib (nicht nur) Gummi« erklärt, ist die Pille oder Spirale danach gar nicht in jeder Zyklusphase nötig. In welcher man sich befindet, weiß man aber nur sicher, wenn man den Zyklus symptothermal beobachtet.

Und letztlich ist es auch Freiheit, bei längeren Zyklen weder Gedanken noch Geld für unnötige Schwangerschaftstests zu verschwenden. Früher fragte ich mich in solchen Momenten, ob trotz korrekter Verhütung irgendetwas schiefgegangen war. Woran sollte es sonst liegen, dass meine Periode »schon« sechs Tage überfällig war? Daran, dass der Eisprung diesmal eine Woche später war, könnte ich heute mit Blick auf meine Temperaturkurve sagen.

Theresa Lachner meint, dass es sich auch positiv auf das Sexleben auswirkt, wenn man den Zyklus eher intuitiv als methodisch beobachtet. »Ich zeichne meine Temperatur nicht auf, bin aber sehr in Kontakt mit meinem Körper. Dadurch wird man für sich selbst berechenbarer.« Berechenbar – das Wort lässt mich aufhorchen. Man hört es sonst eher im Zusammenhang mit hormoneller Verhütung, regelmäßige Scheinzyklen lassen grüßen. Für Theresa bedeutet das Wort allerdings etwas anderes, nämlich ihren zyklischen Rhythmus und ihre Bedürfnisse zu verstehen. »Ich spüre viel besser, was ich will und wie meine Stimmung ist. Wenn ich Lust empfinde, zeige ich das. Wenn ich keine habe, ziehe ich mich aber auch zurück. Ich muss es schließlich niemandem recht machen außer mir selbst.«

Genauso geht es mir auch, und genauso fühlte ich mich in jener Nacht in Rio. Ich war kein Sexobjekt, sondern ein autonomes Subjekt, wie es Autorin und Kolumnistin Mirna Funk nennt.[51] Meine neuen Freunde und ich, wir respektierten und begehrten uns. Ich übernachtete in der WG und schrieb meiner besten Freundin stürmische Dankesnachrichten. Am nächsten Tag machten wir eine Fahrradtour, vorbei an tropischen Wasserfällen, auf einen weiteren Gipfel der Stadt. Wir waren verliebt. Nicht direkt ineinander, aber in unseren gemeinsamen Moment.

Gemeinsam mehr Spaß: Partnerschaftliche Verhütung im Hier und Jetzt

»Wie lange seid ihr schon zusammen?« – »Ein bisschen mehr als ein halbes Jahr.« – »Dann musst du aber schon langsam mal mit der Pille anfangen!« Ein Grillabend im Garten meines damaligen Studierendenwohnheims. Das Gespräch drehte sich um Beziehungen und Sex. Der Langzeitstudent aus einer befreundeten WG hatte parallel dazu die Würste im Blick.

Ein Typ, den weder mein damaliger Freund noch ich näher kannten, hatte was dagegen, dass ich nicht die Pille nahm. Mehr noch: Er hatte Mitleid mit meinem Partner, seinem Geschlechtsgenossen, denn der spüre beim Sex mit Kondom sicher zu wenig. Ich setzte zum Konter an: Die Pille habe Nebenwirkungen, es sei wichtig, auf die eigene Gesundheit zu ... Doch meine Worte verloren sich in Grillrauch und Desinteresse.

Es waren die frühen 2010er-Jahre, und bei meiner Partnerwahl galt bereits das K.-o.-Kriterium, sich die Verantwortung zu teilen – für Gesundheit und Fruchtbarkeit. Das hieß, gemeinsam STI-Tests zu machen und Kondomnutzung nicht als Debattenthema, sondern als Selbstverständlichkeit zu betrachten. Der Mann, mit dem ich zu dem Zeitpunkt zusammen war, drängte mich nie, die Pille zu nehmen. Nur eben

Mr Grillmeister, dessen Meinung mich nach dem ersten Ärger nicht weiter tangierte.

Dass es in vielen Beziehungen anders lief und läuft, höre ich immer wieder. Besonders eindrucksvoll erfuhr ich es im gleichen Wohnheim in der Küche des dritten Stocks, als die Freundin einer Mitbewohnerin erzählte, wie scheiße es ihr mit der Pille ging. Migräne, Wassereinlagerungen, Verdauungsprobleme – die volle Breitseite der Nebenwirkungen. Kurz bevor ich sie fragen konnte, warum sie das Zeug dann noch nahm, nannte sie den Grund selbst: »Aber mein Freund hasst Kondome.«

Das körperliche Leiden der eigenen Freundin in Kauf zu nehmen, um ein Stück Latex über dem Penis zu vermeiden: Egoistischer geht es wohl kaum. Doch das Verhütungsthema nervt auch viele, die keineswegs so rücksichtslos sind. Schließlich sind es mehrere Aspekte, die einen gleichberechtigten Umgang mit Verhütung nicht gerade leicht machen. Aber, so mein Standpunkt, nicht unmöglich.

Der erste, der in der Grillgeschichte anklingt, ist: Im Patriarchat steht die männliche Befriedigung im Fokus. Und die soll – so meinen viele – nicht durch ein Präservativ gemindert werden. Dazu passt, dass immer noch viele Menschen lediglich Penis-in-Vagina als »richtigen« Sex definieren. Wer beides hinterfragt, kann es anders machen.

Der zweite Grund summiert sich in den Worten: »Es gibt nun mal keine Pille für den Mann.« Wer das sagt, zuckt meist genervt mit den Schultern – oder lehnt sich innerlich entspannt zurück. Wer das »nun mal« weglässt und ein »Das muss sich ändern!« hinzufügt, zählt womöglich zu den Menschen, die sich als Aktivist*innen oder Forscher*innen für die Entwicklung neuer Verhütungsmethoden für Männer/Menschen mit Penis einsetzen. Ein wichtiges, aber langwieriges Vorhaben. Der erste Artikel, den ich über partnerschaftliche Verhütung schrieb, wurde knapp fünf Jahre vor diesem Buch veröffentlicht. Eine neue Option ist seitdem nicht auf den Markt gekommen.

Die nächsten beiden Aspekte hingegen werden oft übersehen und unterschätzt. Dabei sind es die, auf die wir den größten Einfluss haben: Viele Menschen kennen nicht alle Möglichkeiten der Verhütung. Wenigen ist klar, dass ihre Kondomgröße vom Angebot im Drogeriemarkt abweichen kann, aber online problemlos bestellbar ist. Auch mit Alternativen wie Diaphragma, NFP oder Kupfermethoden (oder einer Kombination aus mehreren davon) haben sich viele noch nie bewusst auseinandergesetzt. Mit Recherche oder Beratung kann man das schnell ändern.

Nicht zuletzt herrscht auch ein gewisser Mangel an Kreativität, wenn es darum geht, mit den verfügbaren Methoden partnerschaftlich umzugehen. »Es gibt einfach nicht so gute Möglichkeiten, gemeinsam zu verhüten. Entweder der Mann zieht sich ein Kondom über, oder der Großteil der Arbeit liegt bei der Frau«, war dementsprechend auch die Meinung der Spiegel-Online-Redaktion, als ich meinen ersten Text zu diesem Thema vorschlug.[52] Ich widersprach, bekam den Auftrag und trat den Gegenbeweis an – anhand der Erfahrungen, die ich zwischenzeitlich gemacht hatte.

Denn einige Jahre nach besagtem Grillabend traf ich meinen heutigen Mann. Wir waren 26 und uns schnell sicher, dass wir die Richtigen füreinander sind – als Partner*innen in einer gleichberechtigten Beziehung. Das galt auch für den Umgang mit Verhütung. Wir wollten es anders angehen als das klassische »erst Kondome, dann Pille«. Theoretisch wussten wir: Es gibt noch mehr – und es geht gerechter. Nur wie könnte das für uns konkret aussehen? Wir beschlossen, uns gemeinsam schlauzumachen.

SCHRITT 1: SICH GEMEINSAM INFORMIEREN

Wüsstest du oder wüsste dein*e Partner*in auf Anhieb, was die Vor- und Nachteile der symptothermalen Methode sind oder wie man ein passendes Diaphragma findet? Wir damals nicht, also lasen wir uns ein. Ein Vorteil war, dass ich die symptothermale Methode beziehungsweise NFP bereits kannte und meinem Partner davon berichten konnte. Denn in seiner Muttersprache Spanisch gab es dazu kaum verlässliche Informationen, das Standardwerk *Natürlich und sicher* der Arbeitsgruppe NFP war noch nicht einmal auf Englisch erschienen. Trotzdem riss ihn mein Zyklus-Enthusiasmus schnell mit. Eine Kupfermethode schloss ich wegen der möglichen Nebenwirkungen aus, mein Partner befürwortete diese Haltung.

Zu jedem Paar kann etwas anderes passen. Wer eine dauerhafte Verhütung ohne Nachdenken sucht, ist vielleicht mit der Kupfer- oder Hormonspirale zufrieden. Wenn in der Zukunft kein Kinderwunsch zu erwarten ist, kann man sich auch für eine Sterilisation entscheiden – also Vasektomie oder Tubenligatur. Wer sich gemeinsam informiert, merkt schnell, was infrage kommt – und wo noch Fragen offen sind. Diese kann man zum Beispiel in einer Beratung besprechen.

SCHRITT 2: FACHLICHE BERATUNG SUCHEN

Auch wir merkten, dass uns neben unserer Recherche professioneller Input guttun würde. In immer mehr Ländern ist es möglich, bei zertifizierten Berater*innen einen NFP-Kurs (NFP nach Sensiplan oder andere sogenannte »Fertility Awareness Methods« – Methoden der Zyklusbeobachtung bzw. Fruchtbarkeitswahrnehmung) zu besuchen. In Berlin, wo ich damals lebte, hatte ein Kurs noch zwei Plätze frei. Auf dem Anmeldeformular war Platz für den Namen eines Partners vorgesehen, also trug ich meinen ein. Vor Ort war er allerdings ein Exot, abgesehen von ihm waren nur Frauen anwesend. Das Engagement ihrer festen Partner beschränkte sich laut einer Teilnehmerin auf die Frage »Geht's heute ohne Kondom?«. Trotzdem, und auch trotz der damaligen Sprachbarriere, genossen wir es, etwas zu lernen, das uns beide betraf. Auch die anderen Teilnehmerinnen sahen es positiv, dass mein Partner Interesse zeigte.

Vielleicht war es Zufall, dass in jener Kleingruppe keine weiteren Männer am Start waren. Die zertifizierte NFP-Beraterin Anne Schmuck, die den Instagram-Account @undtschuesshormone betreibt, erzählte mir kürzlich, dass in ihren Kursen immer mehr Männer ihre Partnerinnen begleiten. Manchmal gibt es auch Angebote speziell für Paare oder exklusiv für Frauen/Menstruierende, sodass sich innerhalb der Gruppe alle wohl- und sicher miteinander fühlen.

Wie dem auch sei: Die Frage, ob es heute ohne Kondom geht, kann man nur an den unfruchtbaren Tagen mit Ja beantworten. Im potenziell fruchtbaren Teil des Zyklus muss man hingegen verhüten, wenn man penetrativen Sex, aber kein Kind haben will. Das geht neben dem klassischen Kondom auch mit anderen Barrieremethoden wie Vaginalkondom oder Diaphragma. Mit Letzterem hatten wir noch keine Erfahrung, also buchten wir auch dazu eine Beratung. Einige Pro-familia-Stellen und Frauengesundheitszentren bieten die Diaphragma-Anpassung an. Das kostet im Gegensatz zum regulären Termin bei Gynäkolog*innen meistens Geld (um die 50 Euro für die Beratung plus circa 50 Euro für Diaphragma und Gel), dafür ist aber viel Zeit und Expertise inklusive. Frage im Zweifelsfall bei deinem*r Gyn nach, ob er*sie diese Leistung anbietet – dann muss man eventuell nur die Materialkosten bezahlen.

Ich erinnere mich noch, wie mein Freund und ich leicht aufgeregt bei pro familia aufschlugen. Doch die Ärztin, die uns empfing, war nicht nur Profi für hormonfreie Methoden, sondern auch für empathische

Kommunikation. Behutsam klopfte sie ab, ob wir uns beide damit wohlfühlten, gemeinsam an der Beratung teilzunehmen. Danach demonstrierte sie uns das Einsetzen eines Diaphragmas an einem dreidimensionalen Vagina-Modell. Schließlich wurde ich untersucht und mir ein Diaphragma zum Test eingesetzt. Dabei schlug die Ärztin vor, auch mein Partner könne lernen, mit dem Finger den korrekten Sitz zu überprüfen. Dies biete zusätzliche Sicherheit und Kontrolle. Noch dazu könnten Partner*innen aus ihrer Position heraus sogar leichter nachfühlen als man selbst im eigenen Körper. »Have fun«, sagte sie, als sie uns nach getaner Arbeit verabschiedete.

Nicht jede*r möchte oder muss einen achtstündigen NFP-Kurs absolvieren oder Diaphragmen testen, um partnerschaftlich zu verhüten. Zusammen bei einer Fachperson Rat zu suchen ist aber bei jeder Methode möglich. Gynäkolog*innen beraten Paare nicht erst in der Schwangerschaft gemeinsam, sondern auf Wunsch auch bei Verhütungs- und Gesundheitsfragen. Für ein ausführliches Gespräch kann man auch eine allgemeine Verhütungsberatung bei pro familia oder ähnlichen Einrichtungen vereinbaren.

SCHRITT 3: FINANZIELLEN UND MENTALEN AUFWAND VERTEILEN

Egal, welche Verhütungsmethode man wählt: Den damit verbundenen mentalen und finanziellen Aufwand sollte man sich bewusst machen und gerecht verteilen. In unserem Fall hieß das, die Kosten für das Diaphragma und das zugehörige Gel hälftig zu zahlen. Kondome kauften wir beide – nicht strikt abwechselnd, aber wenn eine*r länger nicht dran dachte, wiesen wir uns darauf hin. Die NFP-App-Gebühren übernahm mein Partner, während ich die Beobachtung und Aufzeichnung regelte – und ihn bei ungewöhnlichen Zyklusverläufen um eine zweite

Meinung fragte, die er dank seiner Teilnahme am Kurs nun auch geben konnte.

Mehrmals sind mir Frauen begegnet, die sich nicht trauten, ihren Partner darauf hinzuweisen, dass die Pille jeden Monat Geld kostet. Manche Männer scheinen davon auszugehen, sie sei gratis – was in Deutschland allerdings nur bis zum 22. Geburtstag der Fall ist (und auch nur fast, denn es sind immer noch fünf Euro Rezeptgebühr pro Präparat). In wenigen Ländern sind alle Verhütungsmittel kostenlos erhältlich, in anderen gar keine. Sich darüber zu informieren lohnt sich also auf der ganzen Welt.

Nicht nur die Kosten, sondern auch Nachkauf und Anwendung gemeinsam anzugehen ist ein Aspekt partnerschaftlicher Verhütung. Je nach Methode kann das die doppelte Kontrolle bei der Zyklus-Auswertung sein, das Abholen des Pillenrezepts oder das Verfallsdatum des Diaphragma-Gels im Blick zu haben.

SCHRITT 4: DANKBAR UND AUFMERKSAM BLEIBEN

Unsere gemeinsame, bewusste Auseinandersetzung sahen wir nicht als nervige Odyssee, sondern als Privileg. Schließlich lernten wir dabei viel Neues über unsere Körper, hatten mehr Optionen als zuvor und spannenden Austausch mit Fachpersonen. Vor allem von der Diaphragma-Ärztin war mein Partner beeindruckt. »Es wäre toll, wenn mehr Ärzte für so etwas geschult wären, um bei den Leuten Vertrauen und Offenheit zu wecken«, meinte er. Er wertschätzte mein Vorwissen und meine Initiative, ich seine aufmerksame Herangehensweise. Und das sagten wir uns auch.

Eine ähnliche Entwicklung konnte ich bei einigen Paaren beobachten, die ich später selbst als Zyklusberaterin begleitete. Man kommt sich emotional und sexuell näher, wenn man sich Aufmerksamkeit schenkt und Verantwortung teilt. Auch das Verständnis für zyklische Schwankungen wächst dadurch auf beiden Seiten. Viele berichten, dass sie sich beim Sex besser fallen lassen können, seit sie verstehen, wie der Zyklus und die gewählte Verhütung funktionieren.

Auch wenn in diesem Buch der Fokus auf dem Zyklus liegt, sollten wir nicht vergessen, dass Menschen ohne Zyklus einen ebenso achtsamen Umgang verdienen. Nicht alle, die Kondomen gegenüber skeptisch sind, handeln aus purem Egoismus. Manche haben Sorgen, ihre Erektion zu verlieren und im Bett zu enttäuschen. Andere haben Schmerzen, weil sie ein Präservativ in völlig falscher Größe tragen. Offen miteinander zu sprechen und den Sex weniger penetrationsfixiert anzugehen kann hilfreich sein. Gemeinsam die Kondomgröße (bzw. -breite) zu berechnen und verschiedene Marken und Materialien zu testen ist ebenfalls eine Idee, partnerschaftlich mit Verhütung umzugehen.

Viele Menschen hoffen, dass Verhütung endlich gleichberechtigt wird, wenn neue Methoden für Männer zugelassen werden. In den letzten Jahren wurden mehrere Ansätze erforscht, aber auch verworfen. Die Studien zu einer Verhütungsspritze mit Testosteron und Gestagenen wurde abgebrochen, weil etwa zehn Prozent der Probanden Nebenwirkungen wie Gewichtszunahme, Libidoverlust und depressive Verstimmung bemerkten.* Aktuell wird an einem proteinbasierten Präparat geforscht, das männliche Mäuse in den Versuchen vorübergehend unfruchtbar machte.[53] Auch wärmebasierte Methoden wie Verhütungsslips und ein Hoden-Silikonring werden getestet – allerdings zurzeit nicht in klinischen Studien, sondern von Freiwilligen in aktivistischen Kollektiven.[54] Weil das Geld für Studien und dementsprechend eine Zulassung fehlt, werden die Silikonringe als »reversibler Talisman« verkauft und

* Inwieweit hier andere Standards angesetzt werden als bei Frauen, wird häufig kontrovers diskutiert. Doch um das Thema in der Tiefe zu betrachten, bräuchte es ein eigenes Kapitel.

Petitionen für die Erforschung gestartet. Es lohnt sich, sich über neue Entwicklungen auf dem Laufenden zu halten.

Aber: Auch ohne neue Methoden auf dem Markt sollte man reflektieren, ob sich die Verhütungsbedürfnisse innerhalb der Beziehung ändern. Manchmal frage ich mich, was für meine Generation früher kommen wird: eine neue Verhütungsmethode für Männer beziehungsweise Menschen mit Penis oder die Lebensphase, in der sich eine Vasektomie anbietet. Mein Mann und ich haben schon besprochen, dass wir uns Letztere zum passenden Zeitpunkt vorstellen können.

VERANTWORTUNG JETZT ODER SPÄTER?

Auf die Wunder der Vasektomie haben mich ältere Männer schon öfter hingewiesen. Ein Spiegel-Online-Leser schrieb mir, dass die Methode in einem meiner Artikel über hormonfreie Verhütung fehlte,* und bat um eine Ergänzung: »Meines Erachtens wird sie aus Unwissenheit viel zu wenig angewendet.« In einer Radiosendung, bei der ich als Expertin zugeschaltet war, riefen mehrere Vasektomie-Fans im Rentenalter an. Einer erzählte in breitem Fränkisch, wie er sich gemeinsam mit seinen Stammtisch-Kumpanen zur Vasektomie angemeldet hatte – und wie zufrieden sie alle damit seien. Bis es so weit war, hatten ihre Partnerinnen jedoch jahrzehntelang Hormone genommen – und kaum Möglichkeiten gehabt, ihren Körper ohne synthetische Hormone wahrzunehmen.

Die Vasektomie abzuwarten hat einen ähnlichen Touch, wie auf neue Verhütungsmethoden für den Mann zu hoffen: Es verlegt die Verantwortung in die Zukunft. Wenn man das Thema hingegen im Hier und

* Damit hatte er recht. In dem Text kamen keine permanenten Methoden vor, weder die »weibliche« noch die »männliche« Sterilisation.

Jetzt anpackt, hat man nicht nur die größtmögliche aktuelle Auswahl, sondern auch weitere Vorteile. Schließlich sind gute Kommunikation, Einfühlungsvermögen und Entspanntheit für viele Menschen wichtige Faktoren, um den Sex voll zu genießen.

Ob der Kondom hassende Grillmeister ahnt, was er verpasst?

Bye-bye Blowjob Week – Sex während der Periode

In meiner Zyklus-Kolumne auf *jetzt*, dem jungen Onlinemagazin der SZ, schrieb ich mehrmals über Zusammenhänge zwischen Zyklus und Sexualität. Das offensichtlichste Thema – Sex während der Periode – hatte ich ursprünglich gar nicht für die Kolumnenreihe vorgeschlagen. Ich war davon ausgegangen, dass die meisten Menschen im Erwachsenenalter ihren Umgang damit gefunden hatten – manche *all in*, manche umschiffend (zu Vergleichen auf hoher See komme ich noch). Die Redaktion widersprach: Interesse und Wissensbedarf seien riesig. Sie sollten recht behalten. Kolumne Nr. 6 mit dem Titel »Die Periode kann uns helfen, kreativer beim Sex zu werden«[55] wurde die mit Abstand meistgelesene – und in den Kommentarspalten rasteten die Leute aus. Es gab ehrlichen Dank – und Ekel.

Tatsächlich war Menstruationssex eines der wenigen Dinge, die in der Pubertät keine große Unsicherheit bei mir auslösten. »Ein echter Pirat stößt auch ins Rote Meer«, sagte mein damaliger Freund, als ich ihn nach seiner Meinung fragte, und damit war die Sache für uns beide geklärt. Und auch wenn sich mein Humor seitdem weiterentwickelt hat – schließlich zielt der Spruch auch auf männliche Dominanz und ist ziemlich phallozentrisch –, war der Satz für mich damals ein Signal, auch während der Periode meine Sexualität entspannt auszuleben.

Vorausgesetzt, mein Gegenüber fühlt sich ebenfalls wohl damit. Denn die Einstellung zu Blut beim Sex variiert stark, das wurde mir in den folgenden Jahren immer wieder klar. Da gab es zum Beispiel einen Übersetzer, mit dem ich eine freundschaftliche Affäre hatte. Er hatte mir mal erzählt, dass er Analsex ziemlich gut fand. Daraus hatte ich gefolgert, er sei generell entspannt gegenüber Körperflüssigkeiten und -ausscheidungen, und war überrascht, als er unser Vorspiel abbrach, als ich sagte, dass ich meine Menstruation – wenn auch nur leicht – hatte. Da war der Goth, mit dem ich nie intim war, der mir aber bei einem offenen Gespräch über Fetische erzählte, Menstruationsblut fände er nicht nur in Ordnung, sondern sogar hervorragend passend zu seinem Lebensstil und seinen Vorlieben – auch beim Oralsex. Da war der Brasilianer, der definitiv kein Problem mit Sex vor der Ehe hatte und für fast jede kinky Idee zu haben war – sich aber auf die Bibel berief, um Sex während der Periode abzulehnen. Und dann gab es Menschen, die weder eine Abneigung noch eine Affinität bezüglich Periodensex hatten, sondern ihn einfach normal fanden.

Was sie alle gemein hatten: Sie benannten ihre Bedürfnisse und Grenzen und gingen respektvoll mit meinen um. Dafür bin ich jedem Liebhaber und jeder Liebhaberin dankbar. Gleichzeitig bleibt die Grundvoraussetzung: *Consent is key.* Deswegen plädiere ich auch nicht dafür, dass Sex mit Periode genauso gehandhabt werden muss wie ohne. Nicht alle Menschen kommen gut mit Menstruationsblut beim Sex zurecht. Das darf man auch respektvoll mitteilen. Schön ist allerdings, wenn man die Abneigung – sei es vor dem eigenen Blut oder dem der Partner*innen – auch mal hinterfragt. Denn oft rührt sie daher, dass uns Mythen rund um Sex und Periode mehr geprägt haben, als uns bewusst ist. Sehen wir uns drei besonders häufige genauer an.

MYTHOS 1: SEX HEISST PENIS IN VAGINA.

Was taucht vor deinem inneren Auge auf, wenn du an das Wort »Sex« denkst? Wenn du heteronormativ geprägt bist, vermutlich ein kopulierendes Paar, Mann und Frau, Penis in Vagina. Inzwischen ist bekannt, dass Sex viel mehr umfasst, trotzdem lohnt es, sich immer wieder daran zu erinnern. Denn: Wenn wir unsere Vorstellung von Sex weiter fassen, haben wir mehr Möglichkeiten und Spielarten zur Auswahl. Bei Sex ohne Penetration müssen wir uns keine Gedanken um den Umgang mit dem Blut machen, sondern können es einfach mit einem Menstruationsprodukt auffangen. Das geht intern mit Tasse, Schwamm oder (Soft-) Tampon oder auch extern, zum Beispiel mit einem Periodenslip. Ja, selbst die Unterhose muss nicht immer fallen, um sexuellen Spaß oder sogar einen Orgasmus zu haben. Manche Menschen definieren alle Handlungen, die ein gutes genitales Gefühl auslösen, als Sex. Zum Beispiel massieren, sich aneinander reiben sowie Hände, Toys oder andere Materialien für eine Ganzkörperstimulation einsetzen.

MYTHOS 2: SEX WÄHREND DER PERIODE IST UNHYGIENISCH.

Auch hier gilt zu klären, was (un-)hygienisch überhaupt bedeutet. Laut Duden versteht man unter dem Begriff »Hygiene« Maßnahmen zur Erhaltung der Gesundheit und Reinlichkeit. Klar ist: Sex beziehungsweise genitaler Kontakt während der Periode ist nicht steril, das ist er sonst aber auch nicht. Geschlechtsverkehr während der Menstruation an sich ist kein Gesundheitsrisiko – weder für die menstruierende Person noch für ihre Sexpartner*innen –, außer es liegt eine sexuell übertragbare Infektion vor: Dann bestünde zwar auch ohne Menstruation Ansteckungsgefahr, doch manche Erreger werden im Zusammenhang mit Menstruationsblut leichter übertragen (beispielsweise HIV). Dazu kommt, dass das Immunsystem zu Beginn der Periode etwas schwächer ist als sonst und der Muttermund geöffnet ist, weshalb Erreger es bei der menstruierenden Person leichter haben.* Übertragen werden kann allerdings nur, was vorhanden ist. Sind also alle Beteiligten gesund, bleiben sie es auch beim Menstruationssex.

MYTHOS 3: SEX WÄHREND DER PERIODE FÜHRT ZU EINEM BLUTBAD.

Die Horrorvorstellung: Dass das Bett – oder man selbst – nach penetrativem Periodensex aussieht wie in einem Horrorfilm. Tatsächlich hängt das von der Blutungsstärke und von der Art des Sex ab. Viel Action, Stellungswechsel plus ein starker Menstruationstag führen zu einem anderen Ergebnis als ruhige, langsame Penetration während einer mittleren Blutung. Bei einer durchschnittlichen Periode fließen über einen Zeitraum mehrerer Tage hinweg insgesamt 25 bis 80 Milliliter Blut. Für literweise Splatter-Optik reicht es also definitiv nicht.

Die Mythen sind nun beseitigt – lasst uns loslegen? So einfach ist es dann doch nicht für alle. Doch es hilft, darüber zu reden und sich heranzutasten. Vielleicht erübrigen sich dadurch manche Sorgen, vielleicht bleiben manche Vorlieben oder Abneigungen bestehen. Alles darf sein, man sollte nur wissen, was es alles gibt.

Wie immer lautet meine Devise, den Zyklus, in dem Fall die Menstruationsphase, nicht als Einschränkung, sondern als Chance zu sehen – für mehr Kreativität im Bett und für eine achtsame Auseinanderset-

* Geöffnet ist der Muttermund auch während des Eisprungs. In dieser Zyklusphase ist allerdings das Immunsystem stärker. Unabhängig von der Zyklusphase gilt natürlich: Regelmäßige Tests und Kondome sind die beste Gesundheitsvorsorge.

zung mit uns selbst und Partner*innen. Und auch wenn es viele Sexpraktiken gibt, bei denen Blut gar nicht ins Spiel kommt, stellt sich die Frage: Was, wenn man Lust auf Penetration, aber nicht auf Blut hat? Auch hier gibt es inzwischen mehrere Optionen: Softtampons, Menstruationsschwämmchen und Menstruationsdiscs. Diese Produkte werden weiter oben in der Vagina vor dem Muttermund platziert und fangen beziehungsweise saugen das Blut dort direkt auf. Weil es sich um weiche, flexible Materialien handelt, ist penetrativer Sex möglich.

PERIODENPRODUKTE, DIE AUCH BEIM PENETRATIVEN SEX FUNKTIONIEREN

Meeresschwamm

Schwämme sind vielzellige Tiere aus dem Meer. Vor ihrem Einsatz als Periodenprodukt werden sie gereinigt und zurechtgeschnitten. Man findet sie in Reformhäusern, Bioläden, ausgewählten Drogeriemärkten und online. Manche Menschen halten sie für eine nachhaltige Option, da sie ein Naturprodukt sind und – je nach Risikobewertung – wiederverwendbar. Es ist zwar möglich, sie mit einer Essig-Wasser-Lösung einzulegen, jedoch nicht, sie auszukochen. Somit sind Schwämme nicht sterilisierbar. Auch zeigen Untersuchungen und Rezensionen, dass in manchen Schwämmen Kleinteile aus dem Meer zu finden sind. Ob das ein ernst zu nehmendes Risiko darstellt, ist umstritten.

Softtampon

Softtampons sind synthetische Schwämme aus Schaumstoff, die es in allen möglichen Formen gibt: Herzen, Tropfen, Wolken und vieles mehr. Das Prinzip ist dasselbe wie bei Meeresschwämmen, sie werden jedoch nur zur einmaligen Anwendung empfohlen. Dadurch entsteht einiges an Müll, denn die Softtampons sind zudem meist einzeln verpackt.

Wie bei Naturschwämmen braucht es auch beim Entfernen von Softtampons etwas Übung, denn gerade bei penetrativem Sex werden sie ziemlich weit nach oben gedrückt. Man sollte also die eigene Vagina gut kennen und kein Problem damit haben, tief hineinzufassen. Am besten probiert man dieses Produkt erst einmal ohne Sex aus.

Menstruationsdisc

Wie ein Hybrid aus Menstruationstasse und Diaphragma wirken Menstruationsdiscs. Sie haben eine weiche Oberfläche aus Latex oder Silikon und einen gestärkten Rand, der zwischen den Vaginalwänden gehalten wird. Das Blut fließt in die Mulde, der Penis beziehungsweise Finger berührt nur das weiche, flexible Material. Meiner Erfahrung nach ist dieses Produkt etwas leichter zu entfernen als die Schwämmchen. Doch auch hier ist eine gewisse Vertrautheit mit der Vagina Voraussetzung.

Lecktuch

Wenn ein internes Periodenprodukt nicht infrage kommt (z. B. bei Vaginismus), kann man für Oralsex auch ein Lecktuch benutzen. Lecktücher sind quadratische Latextücher, von Material und Beschaffenheit her ähnlich Kondomen, die über die Vulva und den Vaginaleingang gebreitet werden.

Für alle, die entspannt im Umgang mit Blut, aber nicht in Bezug auf ihre Bettwäsche sind, bieten sich klassische Handtücher an. Inzwischen gibt es sogar Angebote von Periodenproduktfirmen in Tiefrot, die angeblich besonders saugfähig sind. Oder man nutzt die Menstruationstage für Sex unter der Dusche.

Möglichkeiten für Sex und Genuss während der Menstruation haben wir also genug. Manche Menschen berichten sogar von handfesten Vorteilen. Sie genießen die zusätzliche Gleitfähigkeit oder mehr Lustempfinden dank guter genitaler Durchblutung. Als bewiesen gilt zudem, dass Orgasmen Schmerzen lindern. Die Wege, die zu ihnen führen, sind vielfältig, Penetration ist dafür meistens nicht nötig. Manche Menstruierende können sich während Unterleibskrämpfen einen Penis in der Vagina kaum vorstellen, haben aber umso mehr Spaß bei anderen Arten von Sex.

Dennoch zeigt eine weltweite Studie, dass die Vielfalt der Möglichkeiten längst nicht bei allen angekommen ist. Von 90 000 Menschen, die vom Kinsey-Institut in Kooperation mit der Zyklus-App Clue befragt wurden, gaben nur 15 Prozent an, während der Periode ihre sonstigen sexuellen Aktivitäten weiterzuführen. Fast die Hälfte vermeidet jeglichen genitalen Kontakt, und 41 Prozent der Menstruierenden gaben an, sich während der Periode auf die Stimulation des Partners zu fokussieren.[56]

Dazu passt eine Anekdote aus meiner Studienzeit in England: Eines Abends erzählte mir ein Freund von der sogenannten *Blowjob Week*, von der ich bis dahin (zum Glück) noch nie gehört hatte. Blowjob-Wochen hatten laut ihm nämlich immer stattgefunden, wenn seine Partnerinnen menstruierten. »Ich habe kein Problem mit der Periode«, sagte er dazu, denn eine Woche lang einen geblasen zu bekommen sei ja auch sehr »nice«. Nice für wen?, schoss mir durch den Kopf. Natürlich kann Fellatio auch für die gebende Person ein großer Genuss sein. Doch eine Woche lang darauf festgelegt zu sein – ohne selbst auch nur einen Orgasmus abzustauben? »Was hast du denn währenddessen für deine Freundinnen getan?«, fragte ich ihn und erntete einen verständnislosen Blick. »Sex während der Menstruation mag ich nicht«, sagte er, und offensichtlich konnte er sich darunter nicht viel mehr als rein-raus vorstellen. »*Fair enough*, aber hast du sie auf irgendeine andere Art zum Orgasmus gebracht? Mit der Hand zum Beispiel?«, hakte ich nach. »Äh, nee, darum hat mich noch keine gebeten. Ich denke, das würden sie nicht wollen.« Ich gab ihm zu bedenken, dass er ja einfach mal fragen könnte.

Was daraus geworden ist, weiß ich nicht. Falls er seine Einstellung nicht geändert hat, bleibt zu hoffen, dass seine jetzige Partnerin das macht, was ich sowieso jeder menstruierenden Person – ob Single oder in einer Beziehung – empfehlen würde: sich selbst Genuss verschaffen. Masturbation passt nämlich richtig gut zu dem In-sich-selbst-Versunkensein, das viele Menstruierende zu Beginn des Zyklus spüren. Sich nicht auf andere konzentrieren, sondern sich mit Kissen, Wärmflasche und vielleicht Vibrator verwöhnen und anschließend nachspüren, wie ein Orgasmus warme Wellen der Entspannung durch den Unterleib schickt: Da bekommt man doch fast Lust auf die nächste Periode.

Fünf Tage pro Zyklus sind jedenfalls fünf Tage zu viel, um auf sexuellen Genuss kategorisch zu verzichten. Was genau man darunter versteht, dürfen wir alle in Absprache mit unseren Sexpartner*innen selbst entscheiden. Man muss ja nicht gleich Pirat*in werden, um zu erkennen, dass die Blowjob Week eine eher armselige Veranstaltung ist.

Feeling Myself: Von den Wundern der Masturbation

»Rena, wenn meine Zimmertür zu ist, dann mache ich gerade Selbstliebe!« O-Ton Marie, meine damalige Mitbewohnerin, Doktorandin und Katholikin. Zum Glück hinderten sie weder Unistress noch ihr Glaube daran, ihren Körper zu genießen. Das machte sie mir unmissverständlich klar, als sie mir ihre Türpolitik erklärte. Sie war die erste Frau, die so ehrlich mit mir darüber sprach – über Solosex, Selbstbefriedigung, Masturbation oder eben, in Maries Worten: Selbstliebe.

Allzu viele Begriffe gibt es dafür nicht – wenn man eine Vulva hat. Und nicht nur die Vokabeln sind rar, sondern überhaupt die Gespräche darüber. Bevor Marie und ich besprachen, wie wir es uns selbst machten, hatte ich jahrelang mit Freundinnen diskutiert, wie man es Männern am besten besorgte. In der Pubertät verschlang ich das Buch *Die perfekte Liebhaberin* von Lou Paget, ein Bestseller der 2000er. Darin: Masturbationstechniken wie – kein Witz – Penis-Samba. Von Klitoris-Rumba natürlich keine Spur. Und dazwischen immer wieder im Subtext: Du entscheidest, aber heißer findet ER es schon, wenn du zu allem bereit bist. »Das Schlimme ist, welche Vorstellung das Buch Frauen von sich als Sexobjekt und -dienstleisterin vermittelt, und zwar im Gewand vermeintlichen Empowerments«, schreibt Autorin Margarete Stokowski über jenes Werk in ihrem Debüt *Untenrum frei*.[57]

Wir sprachen nicht nur wenig darüber, was uns selbst gefallen könnte, wir dachten vermutlich auch weniger darüber nach und probierten weniger aus. Bis heute liegen Frauen statistisch hinter Männern zurück, wenn es ums Masturbieren geht. Laut einer Umfrage machen es Frauen weltweit durchschnittlich 49-mal pro Jahr, Männer 154-mal.[58] 33 Prozent der Frauen gaben an, nicht zu masturbieren. Die Zahlen variieren je nach Land und Erhebung, doch sind sie bei Frauen immer geringer als bei Männern. Nicht weil es ihnen keinen Spaß macht – die, die es tun, kommen recht verlässlich zum Orgasmus. Sondern wohl eher, weil weibliche Lust und Masturbation lange als unanständig oder gar nicht vorhanden galten.

Die Kenntnis der eigenen Bedürfnisse ist die Grundvoraussetzung für ein erfülltes Liebesleben, sagt die 1928 geborene Sexualtherapeutin Dr. Ruth Westheimer.[59] Logisch: Nur wenn man weiß, was einem*r gefällt, kann man es Partner*innen erklären und selbstständig Bewegungen, Winkel und Rhythmus gemäß den eigenen Vorlieben steuern.

Doch egal, ob man auch Sex mit anderen Personen hat oder nicht: Selbstbefriedigung tut in jedem Fall gut. Der Begriff meiner Mitbewohnerin, wenn auch diskret, trifft die Sache nämlich auf den Punkt. Sich zu berühren, sich Aufmerksamkeit und Genuss zu schenken ist definitiv ein Ausdruck von Selbstliebe. Doch als ich für dieses Kapitel recherchierte, war sogar ich überrascht, wie viele positive Auswirkungen Solosex hat. Auf unsere Gesundheit, unser Sexleben – und auch auf unseren Zyklus. Im Zusammenhang mit Letzterem gibt es sogar einen sehr konkreten Effekt. Ahnst du, welchen?

Orgasmen entspannen, lindern Schmerzen, machen zufrieden und schläfrig. Perfekt, wenn man sich unwohl fühlt – wie viele Menstruierende, wenn die Blutung einsetzt und sich Beschwerden anbahnen. Schmerzmittel scheinen die einfachste Lösung, und erkundigt man sich in der Arztpraxis, ist es immer noch wahrscheinlich, dass entweder dazu oder zu hormoneller Verhütung geraten wird. Sucht man in die ganzheitliche, natürliche Richtung, stehen Ernährung, Wärme und Ruhe hoch im Kurs. All das hat seine Berechtigung, und oft ist es eine Kombination aus mehreren Strategien, die die Periode schmerzfrei oder schmerzarm macht. Doch es gibt eine, die selten erwähnt wird – obwohl sie die vielleicht genussvollste ist: Solosex.

Für manche Menstruierende liegt diese Idee buchstäblich auf der Hand, weil sie während der Periode eine hohe Libido haben. Doch selbst, wenn man nicht dazu zählt, lohnt sich das Ausprobieren. Selbstbefriedigung muss nicht unbedingt Lustbefriedigung heißen, sondern kann auch als Beruhigungs- oder Schmerzmittel dienen – weil beim Orgasmus Oxytocin, Endorphine und Dopamin ausgeschüttet werden. Und auch wenn man nicht zum Höhepunkt kommt, haben Berührungen einen entspannenden Effekt.

Im Jahr 2020 führte der Sextoyhersteller Womanizer gemeinsam mit den Periodenprodukt-Herstellern Lunette und The Female Company eine Studie mit dem Titel »Menstrubation« durch.[60] Die Proband*innen bekamen den Auftrag, drei Monate lang keine Schmerzmittel während der Periode einzunehmen und stattdessen zu masturbieren. Dafür wurde ihnen je ein Womanizer zur Verfügung gestellt, ein Klitorissauger mit Druckwellentechnologie (dazu unten mehr). Er stimuliert den äußeren Teil der Klitoris – praktisch, wenn man vaginale Stimulation während der Menstruation (oder generell) nicht mag.

90 Prozent der Teilnehmenden gaben anschließend an, sie würden Masturbation zur Schmerzlinderung weiterempfehlen. Fast genauso viele, 85 Prozent, hatten vor, ihre neue Gewohnheit nach Ende der Studie beizubehalten. Die Frage, welche Strategie ihnen am besten gegen Beschwerden geholfen habe, beantworteten 42 Prozent mit Solosex, 43 Prozent mit Schmerztabletten. Der Rest fand eine Mischung aus beidem oder andere Optionen am hilfreichsten.[61]

Natürlich beweist eine solche Studie nicht, dass Masturbation gegen sämtliche Periodenleiden hilft. Auch steht hinter dem Projekt kein neutrales Forschungsteam, sondern profitorientierte Hersteller. Aber man hat nichts zu verlieren, indem man ausprobiert, ob man die Strategie ebenso positiv empfindet wie neun von zehn »Menstrubierenden«.

SCHLAFEN STATT STRESSEN

Stress gilt als Zykluskiller schlechthin, als Hauptverursacher von Hormonstörungen. Was unser Körper als Stress empfindet, geht weit über Überstunden im Büro hinaus. Auch nährstoffarme Ernährung, eine konfliktreiche Beziehung und Mental Load zählen dazu. Wie man dauerhaft mit Stress und Stressoren umgehen kann, sehen wir uns im Kapitel »Under Pressure« an. Bis dahin ein niedrigschwelliger Ratschlag vorweg: Orgasmen bauen Stress ab. Denn das dabei ausgeschüttete Oxytocin fungiert als Gegenspieler zu Cortisol, dem Stresshormon, das auch Zyklusstörungen verursachen kann. Außerdem macht der Hormoncocktail nach dem Höhepunkt derartig entspannt, dass ich mich immer wieder ärgere, dass es dieser Hinweis fast nie auf Listen mit Einschlaftipps schafft. Abgesehen von einem Facebook-Post der Barmer Krankenkasse im Jahr 2019. Unter dem Foto eines Rabbitvibrators hieß es: »Wenn du mal wieder nicht schlafen kannst, dann leg einfach mal selbst Hand an oder hol dir ein Spielzeug dazu, dann kommt der Schlaf ganz von alleine.«[62] Der Post ging viral, das Social-Media-Team erklärte wiederholt in den Kommentaren, dass die Krankenkasse weder Sextoy-Beratung noch Kostenerstattungen leiste – sondern lediglich den Gesundheitstipp.

Viral ging der Beitrag auch in meinem damaligen Arbeitsumfeld, als ich ihn versehentlich an eine berufliche Whatsapp-Gruppe statt an eine Freundin schickte (noch dazu in Kolumbien, wo die Hälfte der Gruppenmitglieder nur das Bild, aber nicht den Kontext verstand). Aber das ist eine andere Geschichte. Was bleibt, ist der wissenschaftliche Fakt: Berührungen und Orgasmen lassen uns besser ein- und durchschlafen. Und guter Schlaf ist Teil eines gesunden Lebensstils – also Gold wert für unsere Hormongesundheit.

ORGASMISCH GEBÄREN

Die entspannende Wirkung von Orgasmen kann möglicherweise auch bei Kontraktionen helfen, die stärker sind als Periodenkrämpfe – Geburtswehen nämlich. Als Angela Gallo, eine kanadische Doula, über ihre Masturbationserfahrungen während der Geburt ihres zweiten Kindes bloggte, schwappte eine Welle der Neugier und Empörung durch die Kommentarforen der Boulevard-Onlinepresse. Dabei zeigt auch dieses Beispiel, dass Masturbation manchmal einfach Selbstfürsorge ist. Angela Gallo beschrieb ihre Erfahrung so: »Orgasmic in a sexual way – no. Pleasure – YES.«[63] Sie habe instinktiv gespürt, dass sie so ihre Schmerzen lindern kann, und sei stolz auf sich, etwas ausprobiert zu haben, wofür man generell beschämt wird.

VAGINALE ELASTIZITÄT UND UNTERLEIBS-DURCHBLUTUNG

Masturbation hält die Vagina fit. Bei Erregung wird der Unterleib stärker durchblutet und die Vagina befeuchtet. Die vaginalen Schleimhäute bleiben gesund und elastisch, was nicht nur das momentane Wohlbefinden steigert, sondern auch Beschwerden in den Wechseljahren vorbeugen kann.

Das ist nur der »zyklische Ausschnitt« aus den vielfältigen Vorzügen der Masturbation. Alle, die wollen, sollten sie auskosten. Doch manchmal ist das leichter gesagt als getan. Wie mache ich es überhaupt? Wo fange ich an? Als ich mich in meiner Instagram-Community erkundigte, was auf jeden Fall in diesem Kapitel vorkommen sollte, stand diese Frage mehrmals im Raum. Verknüpft mit der Neugier, mehr über Toys und Techniken zu lernen.

SOLOSEX-BASICS

Zuallererst: Masturbation ist normal und gesund. Dein Körper und deine Sexualität gehören dir allein. Du musst dich niemandem gegenüber schlecht fühlen, nicht gegenüber dir selbst, nicht gegenüber einem potenziellen höheren Wesen, nicht gegenüber Partner*innen. Ob du dich oft selbst befriedigst oder selten bis nie, ist deine Entscheidung. Nur wenn du so viel masturbierst, dass es deinen Alltag einschränkt und du das Gefühl hast, Probleme nicht mehr anders bewältigen zu können, wird es kritisch. In solchen Situationen kann dir eine Sexualberatung und/oder eine Therapie weiterhelfen.

Zweitens: Wir sind alle einzigartig. Wie Sexualpädagogin Emily Nagoski schreibt, bestehen wir zwar alle aus denselben Teilen, diese sind jedoch unterschiedlich zusammengesetzt.[64] Das gilt für unsere Anatomie genauso wie für unsere Psyche. Was also bei der einen Person große Lust auslöst, kann eine andere kaltlassen. Deshalb gibt es auch kein Patentrezept für Selbstbefriedigung – zum Glück. Denn egal, ob du deinen Dreh schon raushast oder noch suchst – in jeder Phase ist es bereichernd, Neues auszuprobieren. Unser Körper lernt stetig dazu und bildet Erregungsmuster heraus, die man verändern und erweitern kann. Die Sexualtherapeutin Dania Schiftan geht darauf im Detail in ihrem Buch *Coming Soon* ein, in dem sie sich mit der Sensibilisierung der Vagina beschäftigt.[65]

Vielleicht weißt du noch nicht, wie du dich selbst stimulieren kannst. Vielleicht bist du erfahren, könntest aber mal wieder dein Repertoire erweitern. Vielleicht liegt deine Wahrheit irgendwo dazwischen, und du suchst vor allem Inspiration. In jedem Fall kann dir der folgende Überblick – ohne Anspruch auf Vollständigkeit – helfen. Wenn dir das Thema Selbstbefriedigung und Berührung schwerfällt, sieh dir das Konzept der therapeutischen Masturbation an. Dabei näherst du dich deinem Körper ganz behutsam und sparst die Genitalien zunächst aus. Mehr dazu findest du in den Büchern von Emily Nagoski (*Komm, wie du willst*) und Gianna Bacio (*Hand Drauf*).

Kommen wir nun zu Bedingungen, Techniken und Spielzeug, die deinen Solosex zu einem genussvollen Abenteuer machen – jetzt gleich oder in der Zukunft ...

Der richtige Kontext

Erst mal Duftkerzen, Rosenblätter und Kuschelrock-CD in Startposition bringen, bevor die Selbstbefriedigung beginnt? Das brauchen entgegen alten Klischees wohl die wenigsten Frauen. Rahmenbedingungen, in denen man sich sicher und wohlfühlt, schon eher. Das heißt vor allem, dass du genug Zeit und Privatsphäre haben solltest und im besten Fall nicht unterbrochen werden kannst *(I'm sorry, Marie!)*. Wärme und Gemütlichkeit sind sicher auch nicht verkehrt – außer, du stehst auf das Gegenteil. Die Idee ist, einen Rahmen zu gestalten, in dem du dich fallen lassen kannst. Ob es dabei kuschelig, rough oder verrucht wird, entscheidest du.

Zwei Grundzutaten

Gleitgel und gewaschene Hände – das sind meiner Meinung nach zwei Grundzutaten für gelungenen Solo-Spaß. Gleitmittel machen die Berührungen intensiv und soft zugleich, schmerzhafte Reibung wird vermieden. Für den Einstieg verwendet man am besten eines auf Wasserbasis, denn es verträgt sich mit diversen Sextoy-Materialien und Kondomen. Nutzt du ausschließlich deine Hände, kannst du auch zu silikonbasiertem Gel oder Kokosöl greifen. Gewaschene Hände sind wichtig, um Infektionen vorzubeugen. Das gilt genauso beim Sex mit Partner*innen.

Nicht immer sind die eigenen Hände die erste Wahl. Manche Menschen befriedigen sich mit dem Wasser des Duschkopfes oder des Wannenhahns, reiben sich an Kissen, Decken, Stofftieren oder anderen Gegenständen. Falls du dich ertappt fühlst und denkst »O Gott, ich dachte, nur ich habe so was ausprobiert«: Sei dir gewiss, diese und weitere Optionen sind keine Seltenheit. Geht es um (Solo-)Sex, werden Menschen sehr kreativ – und das ist positiv gemeint.

Klitoral oder vaginal?

Der vaginale Orgasmus als das einzig Wahre – Sigmund Freuds verquere Vorstellung verfolgt uns bis heute. Verbildlicht wird dieser Mythos auch in so manchem Porno, in denen die Darstellerin eine ausführliche Choreografie inklusive Dildo-Penetration braucht, um zu kommen. Oder aber es wird mit einer Wucht gefingert, bei der ich als Zuschauerin hauptsächlich »Aua« denke.

Was dir Lust bereitet, ist individuell und verändert sich im Laufe des Lebens – beziehungsweise im Laufe der Erfahrungen. Es ist jedenfalls sinnvoll, sich die Klitoris in ihrem gesamten Umfang bewusst zu machen. Der sichtbare äußere Teil ist lediglich der Klitoriskopf (Klitorisperle). Der größte Teil des circa elf Zentimeter großen Organs liegt allerdings im Inneren des Körpers: Die Klitoris-Schwellkörper und Klitoris-Schenkel, die ebenfalls lustempfindlich sind. Das heißt: Auch bei vaginaler Stimulation wird die Klitoris mitstimuliert. Allerdings eher bei gezieltem Druck als beim Rein-raus-Rammeln.

Vielen Frauen und Menschen mit Klitoris reicht die äußere Stimulation aus, um zum Orgasmus zu kommen. Man hat jedoch nichts zu verlieren und viel zu gewinnen, wenn man auch mit innerer, vaginaler Stimulation experimentiert. Mit großer Wahrscheinlichkeit findest du dabei weitere Lustpunkte, Winkel und Bewegungsmodi, die den Sex solo oder mit anderen noch genussvoller machen.

Arten der Bewegung

Es gibt viele Arten, sich zu berühren. Weit verbreitet ist das Reiben der Vulva beziehungsweise der Klitorisperle. Das kann eine Auf-ab-Bewegung sein, ein Kreisen oder Umkreisen der Klitoris oder das Nachzeichnen einer Acht mit den Fingern. Dabei muss die Klitorisperle nicht unbedingt direkt berührt werden. Manchen Menschen ist das zu intensiv. Sie bewegen ihre Finger oder Handfläche lieber großflächig über die Vulva oder streicheln sich über, unten oder neben der Klitoris – oder behalten den Slip an. Andere Bewegungsarten sind klopfen, drücken, massieren, zarte Klapse …

Auch in der Vagina liegen mehrere Lustzonen. Die bekannteste ist der sogenannte G-Punkt, benannt nach dem Gynäkologen Ernst Gräfenberg, der 1950 in einem wissenschaftlichen Aufsatz eine erogene Zone in der vaginalen Vorderwand beschrieb. Der Begriff entstand jedoch erst nach Gräfenbergs Tod und ist auch nicht ganz zutreffend, weil es sich um keinen einzelnen Punkt, sondern um eine Fläche handelt, deren Stimulation viele Menschen als lustvoll empfinden. Du findest die G-Zone, indem du einen Finger circa fünf Zentimeter einführst (am besten mit Gleitgel), bis du an der vorderen Wand der Vagina eine raue, geriffelte Struktur spürst. Probiere es dann mit einer »Komm her«-Bewegung Richtung Bauchdecke beziehungsweise mit allem, was sich für dich gut anfühlt. Manche finden auch die Berührung der Zervix (Muttermund) oder weiterer Zonen in der Vagina erregend.

All das geht mit reiner Handarbeit. Und die Erkundung mit den eigenen Fingern hat einen weiteren Vorteil, wie Dania Schiftan in ihrem Buch *Coming Soon* erklärt: »Deine Hände sind, wie auch Vagina und Vulva, mit deinem Gehirn verbunden. Es wird dadurch doppelt stimuliert und lernt schneller, die Reize zu verarbeiten. Dein Empfinden wird lustvoller und intensiver.«[66]

Es ist allerdings ein Gerücht, dass Vulva, Vagina und Klitoris durch die Nutzung von Vibratoren unsensibler werden. Selbst falls man sich an sehr starke Vibrationen gewöhnt hat, pendelt sich das nach einer Pause wieder ein. Sexspielzeug bietet, wie der Name sagt, spielerische Möglichkeiten, sich sexuell zu entdecken – und zwar sehr vielfältige. Außerdem hilft es manchen Menschen, überhaupt erst zum Orgasmus zu kommen. Wichtig dabei: Nutze Toys aus verträglichen Materialien wie Silikon, Glas oder Metall und vermeide Jelly-Plastik mit unklaren Inhaltsstoffen.

Spielwiese für Erwachsene

Als ich mich zum ersten Mal auf die Website eines Sexshops traute (oder war es – Hilfe, ich bin alt! – ein gedruckter Katalog?), fand ich Riesenvibratoren mit »realistischem Aussehen« oder Toys in Form von Häschen, Delfinen und Würmern. Gut, ich wusste auch nicht, wonach ich eigentlich suchte. Doch in den letzten Jahren hat sich die Sextoy-Branche revolutioniert. Inzwischen ist Sexspielzeug ästhetisch designt und darauf ausgelegt, genau die richtigen Punkte zu treffen – mit Druckwellenstimulation oder flexibel verstellbarem Winkel. Statt geädertem Plastik gibt es smoothes Silikon. Schließlich dienen Toys nicht als Penis-Ersatz, sondern zur Erweiterung des Sexlebens. Man hat mittlerweile also eher die Qual der Wahl.

Ein *Dildo* ist ein Sexspielzeug, das man für die vaginale oder anale Penetration nutzen kann. Charakteristisch ist seine längliche Form, abgesehen davon sind Dildos aber in Biegung, Material, Durchmesser und Struktur variabel. Es gibt sie mit und ohne Vibrationsfunktion.

Bei *Vibratoren* ist der Name Programm – sie stimulieren, indem sie vibrieren. Früher oft batteriebetrieben, inzwischen meistens per USB-Kabel aufladbar und manchmal sogar mit Apps kompatibel. Die Formen und Varianten sind nahezu unendlich. Es gibt Auflegevibratoren für die Vulva, Rabbitvibratoren, die gleichzeitig Klitoriskopf und Vagina stimulieren, Paarvibratoren, die dank Klammerform Vagina, Penis und Vulva simultan verwöhnen, magnetische Minivibratoren, die man im Slip befestigt, G-Punkt-Vibratoren (die genau genommen G-Zone-Vibratoren heißen müssten) oder Massagestäbe für den ganzen Körper. Meine Einstiegs-Empfehlung: Ein klassischer Silikon-Vibrator in kleinem bis mittlerem Format, den man sowohl einführen als auch außen auflegen kann. Am besten mit vielfältigen Vibrationsmodi von zart bis Vollgas.

Die Geschichte der *Klitorissauger* begann 2014 in einem 4000-Seelen-Dorf in Niederbayern, als der dort ansässige Erfinder Michael Lenke ein Patent auf eine neuartige Druckwellentechnologie anmeldete. Der »Womanizer« war geboren. Später folgten andere Marken wie Satisfyer oder Lelo. Klitorissauger umschließen den Klitoriskopf und stimulieren ihn mit Unter- und Überdruck. Diese Art der Stimulation ist anders und sehr intensiv, manche empfinden sie als regelrechten Sprint zum Orgasmus. Wenn man sich schwertut zu kommen, ist dieses Toy vielleicht genau der Helfer, den man sucht. Oder auch wenn man wenig Zeit hat und einen Solo-Quickie will.

Um jede Art von Sexspielzeug zu beschreiben, bräuchte es ein eigenes Buch. Doch im Internet findet man alles, was man sich vorstellen kann – und noch mehr: Liebeskugeln, Yoni-Eier, Anal-Toys, Nippelklemmen ... Darüber hinaus können auch alltägliche Materialien zu Sex-Utensilien werden. Man kann sich mit Stoffen wie Seide, Samt, Frottee, mit Schals, Ketten, Federn oder Pinseln stimulieren. Und ja, man kann sich auch Dinge einführen, die nicht direkt dafür entwickelt wurden. Mit der unbedingten Voraussetzung, dass dabei keine Verletzungs- oder Infektionsgefahr entsteht. Das heißt unter anderem: nichts Scharfes, Zerbrechliches, Pestizidhaltiges. Außerdem sollten »zweckentfremdete« Objekte vorab gereinigt und mit einem Kondom überzogen werden.

Für die Fantasie

Sexualtherapeut*innen zufolge ist das wichtigste Sexualorgan allerdings nicht Vulva oder Vagina, sondern das Gehirn. Was uns erregt und in Stimmung bringt, ist ganz unterschiedlich. Manche denken beim Solosex an gar nichts und konzentrieren sich vollends auf ihre Empfindungen. Manche betrachten sich währenddessen im Spiegel. Andere spielen mit vergangenen Erlebnissen und sexuellen Wünschen Kopfkino – oder stellen sich Dinge vor, die sie in der Realität nie umsetzen würden. All das ist normal.

Wer gern erotische Inhalte konsumiert, hat die Wahl zwischen verschiedenen Formen: Video, Audio und Geschriebenes. Auch hier hat sich im 21. Jahrhundert einiges getan. Es gibt Pornos, bei denen weibliche oder queere Lust im Zentrum steht. Die Sexualpädagogin Janina

Stengel empfiehlt beispielsweise XConfessions, Get Cheex, Lustery und Pinklabel.TV. Eine weitere Option ist, erotischen Content direkt bei Darsteller*innen zu kaufen. »So könnt ihr sicher sein, wo euer Geld landet und dass auch die Preisgestaltung (weitgehend) in den Händen der Darsteller*innen liegt«, schreibt die Betreiberin des Instagram-Accounts @6arbeiterin_ dazu.[67]

Wer lieber selbst im Kopf Bilder entstehen lässt, kann sich mit Audio- oder Textinhalten inspirieren. Erotische Geschichten oder Soundscapes (Klanglandschaften) findet man zum Beispiel bei Femtasy, Audiodesires, Fetischaudio, Ferly und Dipsea.[68] Erotische Literatur ist abgesehen von *50 Shades of Grey* weniger im Mainstream präsent, manche Klassiker sind aus heutiger Sicht problematisch. Eine ganze Reihe an erotischen Kurzgeschichten und Romanen hat die deutsche Autorin Sophie Andresky veröffentlicht.

Was passiert mit deinem Körper?

Wenn du bei der Masturbation experimentierst, kann es sein, dass dein Körper anders reagiert, als du erwartet hast. In Sexualkunde haben wir lediglich gelernt, dass die Vagina bei Erregung feucht wird. Doch das ist nur eine von vielen möglichen Reaktionen. Wir erinnern uns: Die Klitoris ist das Äquivalent zum Penis, dementsprechend kann sie auch anschwellen – sie wird größer und härter, sowohl der sichtbare als auch der innen liegende Teil. Die vergrößerten Schwellkörper können einen gewissen Druck auf die Vagina ausüben. Gleichzeitig wird diese durch zunehmende Feuchtigkeit flexibler, und der Muttermund zieht sich nach oben. Dank der Durchblutung hat die Vulva meist eine intensivere Farbe und wirkt größer.

Manchmal kommt bei vaginaler oder klitoraler Stimulation Harndrang auf. Wenn du dich fühlst, als ob du dringend pinkeln musst, kann das ein Anzeichen sein, dass du auf dem Weg zum Squirten bist – oder auch, dass dein Gehirn den Reiz noch nicht als sexuell erregend zuordnet. Ein Tipp: Geh vor dem (Solo-)Sex auf die Toilette, wenn du dich dadurch entspannter fühlst.

Nicht nur körperliche, sondern auch psychische Reaktionen fallen manchmal anders aus als gedacht. Je nachdem, wie du geprägt bist, können Scham- und Schuldgefühle aufkommen. Oder Fantasien, die nicht zu deinen Werten im wirklichen Leben passen. Mach dir hierbei bewusst, dass Kopfkino nicht unbedingt reale Wünsche widerspiegelt. Zu den häufigsten Vorstellungen zählen übrigens Unterwerfungsfantasien, weil die Idee von Kontrollabgabe und Ausgeliefertsein reizvoll sein kann. Wovon du fantasierst, kann sich immer wieder ändern, mit Zyklus- und Lebensphasen. Wenn keine Gefahr besteht, dass du dir selbst oder anderen schadest, ist alles in Ordnung.

Du siehst schon: Deinen Masturbationsmöglichkeiten sind keine Grenzen gesetzt. Der Zeit in unserem stressigen Alltag hingegen schon. Sexualpädagogin Gianna Bacio rät deshalb, sie sich bewusst einzuplanen. »Viele Frauen gestehen sich eine echte Qualitätszeit mit sich selbst kaum zu. ›Dafür habe ich keine Zeit‹ oder ›Ich habe einfach keine Lust darauf‹ sind die häufigsten Antworten meiner Klient*innen. Die Zeit ist da, und ihr seid es mehr als wert, dass ihr euch diese Zeit schenkt!«[69]

Block dir also am besten gleich einen Slot für deine nächste Periode – für natürliche Schmerzlinderung und Selfcare. Oder leg nun das Buch aus der Hand, deine Lieblingsmusik auf, dreh den Türschlüssel um …

Und anschließend, wenn du magst, rede darüber. Vielleicht kannst du für jemanden sein, was Marie für mich war – die erste Frau oder Person, die offen mit ihnen über Solosex spricht.

Zyklische Beziehungen oder: Liebe Männer, Menstruation geht uns alle an!

Uni, Sex und Rock 'n' Roll. So fühlte sich für mich die erste Hälfte der Zwanziger an. Ich entdeckte mich selbst, experimentierte mit meiner Sexualität und dem Leben auf verschiedenen Kontinenten. Mit Mitte 20 änderte sich das. Nicht meine Abenteuerlust an sich, sondern, wer dabei an meiner Seite war: mein Partner und heutiger Ehemann. Auch meine Freund*innen gingen allmählich Beziehungen ein, die das Potenzial einer gemeinsamen Zukunft hatten. Beziehungen, in denen man sich im jahrelang geteilten Alltag in allen Facetten kennenlernte – einschließlich der Menstruation. Beschwerden, Blähbauch und Blutverlust will oder kann man in einer festen Partnerschaft nicht auf Dauer verbergen. Zumindest meinen Freundinnen und mir ging es so.

Die Reaktionen unserer Partner fielen unterschiedlich aus. Meine Freundin Elisa erzählte mir, dass ihr Freund genervt reagierte, wenn sie nachts aufstand, um sich periodenschmerzbedingt eine Wärmflasche zu machen. Für mich ein Unding, das mich gleich an ihrer Stelle sauer werden ließ. Währenddessen antwortete mein Partner auf meine nächtliche Ansage »Llegó mi menstruación« (meine Menstruation hat begonnen) automatisch im Halbschlaf: »¿Te hago tu bolsita?« (Soll ich dir deine Wärmflasche machen?).

Wie sehr die Einstellungen zur Periode auseinandergehen, sah ich nicht nur in meinem Umfeld, sondern auch in einer Folge der Wissenschaftssendung *Quarks*.[70] Sechs Männer und Frauen waren zu einer Gesprächsrunde eingeladen; worum es gehen würde, erfuhren sie zu Drehbeginn. Auf die Ansage »Und das Thema ist ... Menstruation« reagierten die Männer durch die Bank peinlich berührt. Worin sie sich dennoch unterschieden: in ihrem Interesse und Einfühlungsvermögen. Während einer antwortete: »Das ist mir eigentlich ziemlich egal. Ich hab die Schmerzen nicht, ich blute nicht, mir geht's nicht schlecht«, fragte ein anderer mit ehrlicher Überraschung: »Ich frag mich, was hab ich damit zu tun?« Und ein Dritter gab selbstreflektiert zu: »Ich weiß viel zu wenig darüber.«

Letzteres kann man zum Glück schnell ändern – zum Beispiel mithilfe dieses Kapitels, zu dem wie immer auch alle Nichtmenstruierenden willkommen sind. Denn die Auseinandersetzung mit dem Menstruationszyklus lohnt sich auch für alle, die ihn nicht selbst erleben. Ob Mann, Frau oder nichtbinär: Wir alle stehen mit Menschen in Beziehung, die einen Zyklus haben.

Wenn man Wortkombinationen wie »Zyklus + Beziehung« oder »Periode + Partnerschaft« in eine Suchmaschine wirft, spuckt sie vor allem drei Themenkomplexe aus: Erstens, wie der Zyklus die Lust auf Sex und die Partner*innenwahl beeinflusst. Zweitens, ob und wie man Sex während der Periode haben kann. Und drittens Selbsthilfetexte für Männer mit Titeln wie »Schreckgespenst PMS: Wenn die Partnerin durchdreht«.[71] Doch der Einfluss des Zyklus geht weit darüber hinaus. Er durchzieht die ganze Beziehung, das Miteinander. Ihn zu verstehen verbessert Beziehungen und stärkt die Empathie.

Dass das auch für Männer ein großer Vorteil ist, bestätigte mir Christian Maas, Gründer der Zyklus-App myNFP. Wir haben uns 2018 auf einem Kongress zu natürlicher Verhütung kennengelernt – beide gewillt, uns zu unserem Herzensthema weiterzubilden. Was Christian vor 16 Jahren als alternative Verhütungsmethode kennenlernte, ist inzwischen sein Berufsinhalt – und eine Lebensweise, die auch seine Ehe prägt. »Der Hauptnutzen von NFP ist das Zyklusbewusstsein, das nach und nach entsteht. Ich verstehe meine Frau auf einer ganz anderen Ebene, als wenn ich nichts über den Zyklus wüsste. Die Stimmung, unsere Beziehungsdynamik, aber auch Alltagsdinge wie Elternabende – all das fühlt sich in unterschiedlichen Zyklusphasen unterschiedlich an.«

Auch für die gemeinsame Sexualität sei die Kenntnis des Zyklus sehr aufschlussreich, meint Christian: »Männer haben tendenziell in relativ regelmäßigen Abständen Lust auf Sex. Bei Frauen ist die Libido in den Tagen vor dem Eisprung oft groß, danach sinkt das Interesse wieder. So mancher Mann fragt sich dann: ›Was ist denn jetzt los? Die letzten fünf Tage wollte sie doch auch – und auf einmal werde ich nur noch abgewiesen?‹« Wer den Zyklus kenne, wisse hingegen Bescheid.

Das reine Wissen ist für ihn aber klar zu trennen vom Bewusstsein, das sich mit der Zeit entwickelt. »Das ist ein bisschen wie Schwimmen lernen. Du kannst Bücher darüber lesen, aber letztlich musst du es ausprobieren, um zu merken, was es dir bringt.«

Auch ich sehe in meinen Beratungen, wie dieses Verständnis Paare zusammenschweißen kann. Das Leuchten in den Augen der Frauen habe ich bislang auch bei der wackeligsten Video-Verbindung erkannt – den Frust derjenigen, deren Partner keinerlei Interesse zeigten, auch. Dabei macht es einen großen Unterschied, ob jemandem das Wohlbefinden der Beziehungsperson schlichtweg egal ist oder ob jemand Berührungsängste hat. Männer, die den Zyklus nicht einmal aus Erzählungen kennen, brauchen vielleicht mehr Anlauf als jemand, der auch mal seiner Schwester Tampons mitgebracht hat.

Doch wie gestaltet man eine zyklusbewusste Beziehung? Mit welchen Strategien können beide gewinnen – und was wäre eher ein *Epic Fail?*

Metaphern nutzen – wie die der inneren Jahreszeiten. Die Menstruation als innerer Winter, gefolgt von der Follikelphase als innerer Frühling, den Tagen rund um den Eisprung als innerer Sommer und den prämenstruellen Tagen als innerer Herbst: Darunter kann sich fast jede*r etwas vorstellen. Auch Menschen, die vorher wenig mit dem Zyklus zu tun hatten, oder die, die noch Scheu vor dem Thema haben. Schließlich geht es bei der Metapher nicht um Körperflüssigkeiten wie Blut und Zervixschleim, sondern darum, wie man sich im Laufe eines Zyklus fühlt.

Wissenschaft und Technik sprechen lassen. Manche Zyklus-Apps haben eine Partnerfunktion, mit der beide auf ihren Smartphones die Zyklusdaten einsehen können. Unter anderem die Apps Clue, Ovy und Daysy (in Verbindung mit dem Daysy Zykluscomputer) haben Partnermodi. Bei myNFP, einer App und Desktop-Anwendung, die die symptothermale Methode nach Sensiplan unterstützt, kann man über die Website einen Freigabelink für Partner*innen erstellen. Auch Read Your Body kann ich empfehlen, man kann sie für eine Vielzahl verschiedener *Fertility Awareness Methods* nutzen. Ein Partnermodus ist in Planung, während ich dies schreibe – und vielleicht ja schon da, während du dies liest? Und wer es gern analog mag, sieht sich gemeinsam ein gedrucktes Zyklusblatt an.

Going with the flow. Als ich meinen Mann für dieses Kapitel fragte, welche Rolle der Zyklus in unserer Beziehung spielt, sagte er: »Ich lebe auch ein bisschen nach deinen Phasen. Wenn du ruhiger wirst und dich einkuscheln willst, werde ich auch gemütlicher.« Und tatsächlich ist auch mir aufgefallen, dass sowohl die prämenstruelle Phase als auch die energiereiche Eisprungzeit ein bisschen abzufärben scheinen. Während ich mich noch fragte, ob wir uns das einbilden, trudelten Antworten von Freundinnen und Follower*innen ein. »Die Energie und gute Laune der ersten Zyklushälfte wirkt sich positiv auf uns beide aus«, schrieb eine. Und meine Bekannte Britta, die gemeinsam mit ihrem Partner Jamin *Vulvani,* einen Bildungsmarktplatz für weibliche Gesundheit, gegründet hat, erzählte, dass auch Jamin von den zyklischen Ruhepausen im Start-up-Stress profitiert: »Wenn ich mir während meiner Periode etwas Zeit frei halte, sagt er öfter: ›Jetzt bin ich eigentlich froh, dass wir zu Hause chillen.‹«

(Selbst-)Fürsorge lernen. Wenn die Person mit Zyklus Strategien kennt, die ihr im inneren Herbst und inneren Winter helfen, kann sie diese leichter ihrem Beziehungsmenschen vermitteln. Dem wiederum fällt vielleicht etwas ein, woran sie noch nicht gedacht hat. Zum Beispiel könnte man die Alltagsaufgaben in der prämenstruellen Phase anders gewichten, schwierige Diskussionen bewusst um eine Woche verlegen oder rechtzeitig Snacks und Kuchen bereitstellen. Beim Thema Wärmflasche sollte eigentlich klar sein: Wenn eine Person Schmerzen hat, sollte sich der*die Partner*in wenn möglich um sie kümmern. Das gilt für beide und nicht nur für den Zyklus. Auch in meinem Fall bedeutet das nicht, dass mein Partner zum Wasserkocher sprinten muss, sobald der erste Blutstropfen fließt. In manchen Zyklen fühle ich mich fit und erledige es gerne selbst. In anderen Momenten nehme ich sein Angebot mehr als dankend an – und gebe ihm ebenso Fürsorge, wenn er sie gerade braucht.

Sich mit anderen Zyklen beschäftigen. Wir alle sind beeinflusst von zyklischen Schwankungen, und nicht immer geht es dabei um Ovulation und Menstruation. Die meisten Männer befinden sich in einem 24-Stunden-Zyklus, ihr Testosteronspiegel verändert sich mit der Tageszeit. Und dann gibt es Zyklen, die nicht in unserem Körper, sondern in unserer Umgebung stattfinden. Auf Jahreszeit und Tageszeit reagieren die meisten Menschen in irgendeiner Weise. Ein Einfluss des Mondzyklus wurde hingegen nie belegt. Manche schwören trotzdem darauf und integrieren den Mond in ihre spirituelle Praxis. Vielleicht fallen dir andere Beispiele ein – Zyklen können so vielfältig sein. Für mich sind sie vor allem eine Einladung zu mehr Achtsamkeit statt dem ständigen Schneller-höher-weiter.

SCHLECHTE IDEEN

Den Zyklus ignorieren. Ein so kompliziertes Thema lässt man lieber gleich? So ähnlich klingt zumindest der folgende Tipp aus einem Artikel, der sich an Männer richtet: »Je weniger Raum Sie und Ihre Partnerin dem prämenstruellen Symptom geben, umso weniger wird es Ihr Familienleben beeinträchtigen.«[72] So funktioniert es meistens eher nicht. Klar, manchmal hilft es, sich abzulenken. Doch auf Dauer ist ein bewusster Umgang sinnvoller, als das Thema unter den Teppich zu kehren. Es ansprechen dürfen beide, solange es respektvoll geschieht. Schon öfter haben mir Frauen berichtet, dass ihre Partner früher als sie merkten, woran die kurzzeitige Krise liegt. Freundlich nachzufragen (»Ich habe den Eindruck, dir geht's nicht so gut – könnte es mit deinem Zyklus zu tun haben?«), ist sicher nicht verkehrt. Oder die betroffene Person warnt rechtzeitig vor: »Ich fühle mich gerade prämenstruell gereizt. Bitte sag mir Bescheid, falls ich unfair werde.«

Den Zyklus und die Person, die ihn hat, abwerten. »Sei nicht so eine Furie«, »Wenn ihr eure Tage habt, seid ihr Weiber noch verrückter als sonst«, »Wenn du deine Periode hast, bist du nicht auszuhalten« – das sind reale Beispiele für Reaktionen männlicher Partner, von denen mir berichtet wurde. Was danach passierte? Die Frauen fühlten sich verletzt, zogen sich zurück oder starteten einen verbalen Gegenangriff; der Streit eskalierte. Wenn die prämenstruellen Ausfälle allerdings so heftig sind, sollte man in einem ruhigen Moment – und einer anderen Zyklusphase! – ansprechen, dass man sich Sorgen macht. Und dass es bei schwerem PMS und PMDS (Prämenstruelle Dysphorische Störung – zu ihr kommen wir noch im Kapitel »Men(s)t(ru)al Health«) Hilfe gibt.

Auch die betroffene Person sollte das reflektieren. Denn auch der folgende Punkt ist eine schlechte Idee:

Den Zyklus als Ausrede nutzen. In der erwähnten *Quarks*-Sendung meinte ein Mann, dass er schon mehrmals die Aussage von Frauen gehört habe, dass sie in gewissen Zyklustagen einen Freifahrtschein zum Rumzicken hätten. Lange sah ich es ähnlich. Etwas weniger Strenge mit sich selbst – und mehr Nachsicht aufseiten der Partner*innen – ist zwar sinnvoll, trotzdem übernehme ich als erwachsene Frau Verantwortung für mein Verhalten und mein Handeln – auch in den Tagen vor der Periode. Meinen Partner oder andere Mitmenschen fies anzureden ist nicht okay. Falls es dennoch passiert, bitte ich ehrlich um Entschuldigung.

Den Zyklus mansplainen. Seit ich online über den Zyklus aufkläre, ist mir ein bestimmter Typ Mann immer wieder untergekommen: Selbst ernannte Zyklusexperten, die ihren Freundinnen (und damit sind nicht nur Liebespartnerinnen gemeint) erzählen, dass sie das mit der Periode ganz anders machen sollten. Da wird Druck gemacht, eine bestimmte Zyklus-App zu nutzen, wird vehement gegen Schmerzmittel gewettert oder pausenlos für die Periodentasse plädiert – weil *er* irgendwo las, dass das so richtig sei. Bitte macht das nicht. Auch nicht auf Basis dieses Buchs. Anregungen ja, Überreden nein. Es bleibt die Entscheidung der betroffenen Person, und verschiedene Menschen gehen verschiedene Wege.

All diese Ideen funktionieren nicht ausschließlich in Liebesbeziehungen, sondern sind auch auf andere Beziehungsformen übertragbar. In der Familie, in Freundschaften, im Beruf – um nur einige Kategorien zu nennen. Bereits Kindern kann man den Zyklus behutsam nahebringen, und zwar nicht nur denen, die in Zukunft vermutlich selbst menstruieren. So schrieb mir kürzlich eine Frau, dass ihr fünfjähriger Sohn weiß, in welcher Zyklusphase Mama ist – anhand einer selbst gebastelten Zyklusuhr. Eine Freundin erzählte mir, dass Mann und Kinder ihr zu Beginn der Periode mehr Ruhe gönnen – was der gesamten Familie guttut. Und ein Freund brachte mich zum Staunen, als er sagte, dass er stets einen Reservetampon bei sich trägt. Er hatte miterlebt, wie eine gute Freundin unterwegs einen Tampon brauchte, und sich geärgert, dass er ihr nicht helfen konnte. Seitdem ist er vorbereitet, allerdings nie mehr in eine ähnliche Situation gekommen. Meistens wird das Thema vor Männern eben doch eher versteckt. Wir alle können dazu beitragen, dass sich das ändert.

Das größte Tabu scheint im Berufsleben zu herrschen. Einerseits logisch, denn man ist sich meist weniger nah als in Familie und Freundeskreis. Andererseits fatal, denn am Arbeitsplatz sind Leistungs- und Leidensdruck besonders hoch. Doch langsam gibt es auch hier Gegenentwürfe. Einer der ersten entstand im kleinen Sozialunternehmen Coexist in Bristol, England. Dort nahm im Jahr 2015 das gesamte Team – Männer und Frauen – an einem Workshop zu natürlichen Zyklen teil und entwickelte gemeinsam Perioden-Richtlinien. Seitdem können alle, die möchten, ihren Zykluskalender teilen, Schichten anpassen und bei Periodenproblemen im Homeoffice arbeiten oder freinehmen. »Obwohl ich selbst keinen Uterus habe, hege ich definitiv keine Ressentiments gegen meine menstruierenden Mitarbeitenden«, bloggte ein Angestellter darüber. Zwar galten flexible Arbeitszeiten schon zuvor für alle Geschlechter, dennoch: »Offen über die Periode und damit zusammenhängende Themen wie Stimmung, Energielevel, körperliche und psychische Gesundheit zu sprechen führt zu einer offeneren Büroatmosphäre. Die naheliegende Tatsache, dass wir alle gute und schlechte Tage auf der Arbeit haben, ist nun weniger tabu.« Das habe es letztlich auch für ihn einfacher gemacht, mit Vorgesetzten über seine Tendenzen zu Depression und Angst zu sprechen.[73]

Wer solche Kolleg*innen hat, kann sich glücklich schätzen – bis es irgendwann hoffentlich normal ist. Und auch in privaten Beziehungen gilt: Manchmal muss sich das Bewusstsein für den Zyklus erst entwickeln. Einfühlungsvermögen sollte allerdings vorhanden sein, ansonsten hilft das Wissen wenig.

Meine Freundin Elisa zumindest muss sich kein nächtliches Gemecker mehr anhören. Heute ist sie glücklich verheiratet. Mit einem Mann, der ihr viel Aufmerksamkeit entgegenbringt – nicht nur, aber auch während ihrer Periode.

Was, wenn es wehtut? Gründe und Lösungen für Periodenschmerzen

Meine Wärmflasche war nicht im Bild, als ich auf meinem Sofa in Bogotá ein Zoom-Interview gab. Ich war als Zyklus-Expertin zugeschaltet – und hatte Periodenschmerzen aus der Hölle. Obwohl mein Schwerpunkt Zyklusbeobachtung und nicht Schmerzlinderung war, fühlte ich mich wie eine Hochstaplerin. Anhand meiner Temperaturkurve konnte ich meine Periode auf den Tag genau vorhersagen – aber wenn sie dann da war, kam ich nicht mit ihr zurecht. Zumindest nicht an jenem Tag, an dem ich mich so mies fühlte wie lange nicht.

Als mir Kate Weyerer, Gründerin von BodyLeaks, eine Frage zu Regelschmerzen stellte, hielt ich spontan meine Wärmflasche in die Kamera. Ehrlichkeit ist mir wichtig, deshalb gab ich zu, dass ich die Pogo-Party in meinem Uterus nicht verhindern konnte. Aber: In dem Moment nahm ich mir ernsthaft vor, es zu ändern. Und begann mit der Lektüre eines Buchs, das schon lange auf meiner Leseliste stand: *Die Perioden-Werkstatt* von Lara Briden. Ich blätterte vor zum Thema Schmerzen – und stieß auf einen Tipp, der laut der Autorin zu den wichtigsten zählt: *Vermeide Kuhmilchprodukte.*

Flashback zu den vergangenen zwei Monaten, die ich in Deutschland verbracht hatte. Acht Wochen, 56-mal Frühstück mit meinen Lieblingsmüslis, die ich in Kolumbien nicht fand. Jedes davon genoss ich mit einer Schüssel kalter, frischer Milch. In Bogotá war mein Frühstück eher herzhaft; ich liebte Arepas (Maismehlfladen) mit ein wenig Butter und Käse. Ich konsumierte also auch Kuhmilchprodukte, aber in deutlich geringeren Mengen.

Mit dem begründeten Verdacht, dass mir mein Milchgenuss die fiesesten Regelschmerzen des Jahres beschert hatte, beschloss ich: Es reicht. Ich rührte keine Milch mehr an, zumindest nicht in Reinform. Gut, einmal machte ich Vanillekipferl für meine Schwiegerfamilie. Sie hielten sie für ein traditionelles deutsches Abendessen und aßen zwei Bleche auf einmal. Natürlich endete die Völlerei mit Bauchschmerzen, meine nächste Periode hingegen kam und ging ganz ohne Krämpfe und Ziehen. Ich konnte es nicht fassen, dass mich der simple Ratschlag, keine Kuhmilch zu trinken, erst mit 30 Jahren erreicht hatte. Aber immerhin: Mein Problem war gelöst. Nie wieder habe ich Müsli mit Kuhmilch gegessen, und nie wieder hatte ich schlimme Periodenschmerzen.

Vermeide Kuhmilchprodukte. Wenn das die universelle Lösung für Regelschmerzen wäre, könnte das Kapitel hier enden. Und wer weiß – vielleicht ist es auch für dich die passende Strategie. Vielleicht lebst du aber sowieso vegan und hast trotzdem bei jeder Periode schlimme Schmerzen. Oder du hast keine Beschwerden (oder überhaupt eine Menstruation), bekommst aber mit, wie andere Personen darunter leiden. In jedem Fall ist es sinnvoll, über das Thema Bescheid zu wissen. Denn die Ursachen für Periodenschmerzen sind vielfältig, die Lösungen ebenso. Doch die meisten Menschen werden über beides im Dunkeln gelassen. Jahre- oder jahrzehntelang, oft bis zur Menopause. Ich finde, es ist Zeit, dass sich das ändert.

Als ich mit zwölf meine zitternde beste Freundin Stufe für Stufe hinunter zum Sanitätsraum führte, ahnten wir nicht, dass es noch ganze zwei Jahrzehnte bis zu ihrer Diagnose dauern würde – geschweige denn, dass es eine solche überhaupt gab. Nach anfänglichen Hemmungen sprach sie inzwischen mit mir über ihre Periode, besser gesagt darüber, wie unerträglich sie war. Mal übergab sie sich, mal brach ihr Kreislauf zusammen. Immer hatte sie trotz starker Medikamente tagelang Schmerzen. Der Grund dafür wurde festgestellt, als sie 32 war: Endometriose.

Eine andere enge Freundin, die ich im Studium kennenlernte, hatte bei jeder Periode heftige Rücken- und Gliederschmerzen. Mit der Zeit traten ihre Beschwerden auch in anderen Zyklusphasen auf. Einmal schrieb sie mir verzweifelt von extremen Unterleibsschmerzen nach dem Sex. Woran es liegen könnte? Das wusste ich auch nicht und riet ihr, dringend zum Arzt zu gehen. Wenige Tage später wurde ihr eine zehn mal zehn Zentimeter große Luteinzyste herausoperiert. Und während des Eingriffs großflächig wuchernde Endometriose entdeckt.

Die beiden sind keine Einzelfälle. Ich habe in sechs Ländern gelebt und in jedem davon Frauen sowie einen Mann getroffen, die unter starken Regelbeschwerden litten. Ernst genommen fühlte sich keine*r von ihnen. Stattdessen hieß es, egal ob auf Deutsch, Spanisch, Portugiesisch oder Englisch: »Periodenschmerzen sind normal. Damit muss man leben.«

Halten wir deshalb ein für alle Mal fest: Nein, starke Schmerzen sind nicht normal. Nein, man muss nicht damit leben. Es gibt Diagnosemöglichkeiten, es gibt Behandlungsstrategien. Neue Forschungsmethoden fördern neue Erkenntnisse zutage. Um von ihnen zu profitieren, muss man sie aber erst einmal kennen – und sich die eigenen Gesundheitsprobleme nicht kleinreden lassen.

Dazu möchte ich dir in diesem Kapitel Mut machen und Werkzeug mitgeben. Es würde den Rahmen sprengen, auf alle potenziellen Ursachen und Therapien einzugehen. Doch ich möchte dir anhand meines Wissens und meiner Geschichte zeigen, wie man zumindest eine gewisse Besserung erreicht.

WAS IST EINE GESUNDE PERIODE?

Die Frage klingt simpel, doch die wenigsten können sie auf Anhieb beantworten. Wie soll man auch eine gesunde Periode erkennen, wenn man immer wieder mit dem Hinweis abgespeist wird, dass Beschwerden nun mal dazugehören? Dabei gibt es durchaus Anhaltspunkte für einen gesunden Normbereich:

- Häufigkeit: alle 23 bis 36 Tage
- Blutungsdauer: drei bis sieben Tage
- Schmierblutungen: maximal einen Tag vor und zwei Tage am Ende der Periode
- Blutverlust: 25 bis 80 ml, das entspricht etwa 5 bis 15 Tampons oder Binden während der gesamten Dauer der Menstruation
- Konsistenz/Farbe: kräftig rot, flüssig; Schleimhautklumpen sind normal, sollten aber nicht allzu gehäuft auftreten und nicht größer als 2,5 cm sein.
- Körperliches und psychisches Befinden: insgesamt gut, eventuell müde und rückzugsbedürftig. Gynäkologin Dorothee Struck beschreibt es so: »Eine normale Menstruation ist schmerzfrei, ein leichtes Ziehen und Zupfen im Unterleib nicht ungewöhnlich, sollte aber mit etwas Ruhe und einer Wärmflasche gut beherrschbar sein.«[74]

Obwohl ich gerade allein vor meinem Laptop sitze, höre ich im Hintergrund bereits bitter lachende Leser*innen, vielen werden die aufgelisteten Kriterien utopisch vorkommen. Zumindest der letzte Punkt schien auch mir lange unrealistisch. Schmerzen begleiteten mich jeden ersten und zweiten Zyklustag. Sie wurden zwar erträglicher, wenn ich mit Wärmflasche im Bett liegen konnte, blieben aber unangenehm. Dennoch glaubte ich nicht, von einer Erkrankung wie Endometriose betroffen zu sein – auch nicht, als das Thema langsam in die Öffentlichkeit rückte.

Durch meinen Kuhmilch-Verzicht (und einige weitere Anpassungen) merkte ich, dass bei mir tatsächlich eine Ernährungsumstellung ausreichte, um die Schmerzen zu minimieren. Das heißt: Wenn deine Periode nicht im oben beschriebenen Normbereich liegt, ist das nicht automatisch tragisch, es kommt auch auf das individuelle Gesamtbild an. Es heißt auch nicht, dass es sich nicht ändern kann. Bei Beschwerden ist es allerdings wichtig herauszufinden, in welche der folgenden Kategorien sie fallen.

PRIMÄRE MENSTRUATIONSBESCHWERDEN (PRIMÄRE DYSMENORRHÖ)

Hier liegt keine Erkrankung vor, die die Symptome auslöst oder verstärkt. Manchmal wird der Begriff »primär« auch so definiert, dass die Beschwerden seit Beginn der Periode auftreten müssen, das trifft allerdings nicht immer zu. Bei mir setzten sie erst ungefähr drei Jahre nach Zyklusbeginn ein.

Primäre Dysmenorrhö wird oft durch Prostaglandine verursacht. Sie werden im Rahmen der Menstruation ausgeschüttet und führen zu einer Reihe von Veränderungen, zum Beispiel Gebärmutterkontraktionen – und diese sollen ja auch entstehen. Ein Überschuss an Prostaglandinen bereitet aber Schmerzen, Krämpfe und/oder Durchfall kurz vor und während der Periode. Diese *period poops* können zwar ein Frühwarnsystem für die beginnende Blutung sein, aber ich spreche aus Erfahrung: Die Periode anhand der Temperaturkurve vorherzusehen ist definitiv angenehmer.

Die Therapie bei primärer Dysmenorrhö besteht darin, die Produktion von Prostaglandinen schon im Vorfeld herunterzufahren, während der Periode zu reduzieren und Symptome zu lindern. Das funktioniert über Ernährung, Wärme und gegebenenfalls entzündungshemmende Schmerzmittel - dazu gleich mehr.

SEKUNDÄRE MENSTRUATIONSBESCHWERDEN (SEKUNDÄRE DYSMENORRHÖ)

Hier verursacht nicht (nur) die Menstruation Probleme, sondern es gibt eine weitere organische oder hormonelle Ursache. Manche Quellen legen dar, dass »sekundär« bedeutet, dass die Periodenprobleme nicht von Beginn an aufgetreten sind. Das trifft aber nicht immer zu. Meine Endometriose-geplagte Freundin hatte von Beginn an Schmerzen, sie wurden allerdings mit der Zeit intensiver. Bei einer zweiten Freundin brach der Kreislauf bei der ersten Periode zusammen, und sie wurde ohnmächtig.

Ein mögliches Kennzeichen sekundärer Dysmenorrhö ist, dass mehrere Beschwerden gleichzeitig auftreten. Zum Beispiel Unterleibskrämpfe, Schmerzen, die in die Glieder ausstrahlen, Schwindel, Magen-Darm-Beschwerden, übermäßiger Blutverlust, große Blutklumpen oder unregelmäßige Zyklen. Die Symptome sind oft nicht nur zahlreich, sondern auch so stark, dass Lebensqualität und Arbeitsfähigkeit eingeschränkt sind.

Auch Unterleibsschmerzen außerhalb der Periode - zum Beispiel bei Stuhlgang, Urinieren, während oder nach dem Sex -, sind ein mögliches Indiz für eine sekundäre Dysmenorrhö.

So vielfältig wie die Symptome sind auch ihre Ursachen. Für eine passende Behandlung ist es wichtig, den Ursprung der Beschwerden zu finden.

Endometriose

Bei dieser Erkrankung tritt gebärmutterschleimhautähnliches Gewebe außerhalb des Uterus auf. Es verhält sich im Verlauf des Zyklus ähnlich wie die Gebärmutterschleimhaut (die in der Fachsprache »Endometrium« heißt). Das Gewebe baut sich während des Zyklus mit auf, kann während der Periode abbluten und verursacht dabei teils immense Schmerzen. Ein Tagebuch über Art und Intensität der Beschwerden ermöglicht eine Verdachtsdiagnose. Untersuchungen wie transvaginaler Ultraschall oder Magnetresonanztomografie (MRT) werden manchmal angewendet, sind aber leider häufig nicht zielführend, weil die Endometriose mit diesen Methoden selten darstellbar ist. Sicher diagnostiziert werden kann Endometriose mit einer Bauchspiegelung. Hier muss das Operationsrisiko im Vergleich zu Beschwerden und Risiken, die durch die vermutete Krankheit entstehen, individuell mit Arzt oder Ärztin besprochen werden. Seit Kurzem gibt es auch einen Speicheltest. Im Februar 2023 kostete er allerdings noch 799 Euro, die Patient*innen selbst zahlen müssen. Eine Studie ergab eine Zuverlässigkeit von 97 Prozent, sie wurde aber auch unter anderem wegen der kleinen Probandinnenzahl kritisiert. Von Endometriose betroffen ist etwa jede zehnte Person mit Uterus im reproduktiven Alter.

Adenomyose

Bei dieser Erkrankung verwachsen endometriale Drüsen und Stroma (Bestandteile des Gebärmutterschleimhautgewebes) in die Muskelschicht des Uterus.[75] Der Uterus kann sich dadurch auf sein zwei- oder dreifaches Volumen vergrößern. Ein möglicher Hinweis ist ein Druckgefühl auf Enddarm und Blase. Die Diagnose wird mithilfe eines transvaginalen Ultraschalls und/oder MRT gestellt. Für eine zweifelsfreie Feststellung müsste der Uterus entfernt werden (Hysterektomie) – was nur bei unerträglichen Beschwerden und ohne Kinderwunsch passiert. Schätzungen zufolge leiden etwa 22 Prozent[76] bis die Hälfte aller Adenomyose-Betroffenen auch an Endometriose.[77]

Myome

Myome sind gutartige Tumore, die in oder an der Muskelschicht des Uterus (Fachbegriff: Myometrium) entstehen. Zwischen 20 und 50 Prozent der Menstruierenden sind im Laufe des Lebens davon betroffen, meistens zwischen dem 25. und 50. Lebensjahr. Es können ähnliche Beschwerden wie bei Endometriose und Adenomyose auftreten. Außerdem werden Myome mit großen Klumpen im Menstruationsblut in Verbindung gebracht. Tastuntersuchung, transvaginaler Ultraschall oder MRT werden zur Untersuchung eingesetzt.[78]

Polypen

Polypen sind gutartige Wucherungen der Uterusschleimhaut. Meistens kommen sie im Alter von 45 bis 60 Jahren vor. Oft werden sie entfernt, um zu klären, ob es sich um gutartige Polypen oder Krebs handelt.

Schmerzen durch Kupfermethoden zur Verhütung

Auch Kupfermethoden (Spirale, Kette, Ball) können eine stärkere und schmerzhafte Menstruation verursachen. Wenn es sich nach dem Einsetzen nicht innerhalb von drei bis sechs Zyklen normalisiert, sollte man überlegen, die Verhütungsmethode zu wechseln. Tipps dazu findest du im Kapitel »Gib (nicht nur) Gummi«.

Zysten, Entzündungen und sexuell übertragbare Infektionen (STIs)

Zysten, Unterleibsentzündungen und nicht erkannte sexuell übertragbare Krankheiten können weitere Gründe für Schmerzen sein. Tendenziell treten die Beschwerden zwar auch außerhalb der Menstruation auf, es kann aber vorkommen, dass man sie während der Periode stärker wahrnimmt – oder überhaupt bemerkt. Regelmäßige Vorsorgeuntersuchungen und STI-Tests sind also ebenso wichtig wie ein zeitnaher Arztbesuch, wenn sich etwas verändert.

Was tun bei sekundärer Dysmenorrhö?

Die passende Behandlung richtet sich nach der Ursache – deshalb ist es bei sekundären Menstruationsbeschwerden so wichtig, diese zu ermitteln und mit Ärzt*innen zusammenzuarbeiten, die dich ernst nehmen. Manchmal sind spezifische Medikamente oder Operationen angeraten. Hormonpräparate können das Wachstum von Endometriose- und Adenomyoseherden hemmen und Beschwerden reduzieren. Mögliche Nutzen, Risiken und Nebenwirkungen sollte man gründlich abwägen.

Um alle Möglichkeiten zu kennen und auszuschöpfen, solltest du dich gut informieren und dir schnellstmöglich Spezialist*innen an deine Seite holen. Wenn dein*e Gyn nicht weiterweiß, sind spezialisierte Einrichtungen wie Endometriosezentren und Frauengesundheitszentren eine gute Adresse. Heilpraktiker*innen, Zyklusberater*innen und Ernährungsberater*innen können dich dabei unterstützen, deinen Zyklus zu dokumentieren und deinen Lebensstil anzupassen.

Außerdem ist es wichtig, deine Blutungen zu dokumentieren. Du musst nicht unbedingt Temperatur und Zervixschleim tracken, wenn Periodenbeschwerden dein Hauptanliegen sind. Stattdessen kannst du die Gesamtlänge deines Zyklus, deine Blutungsdauer und -stärke und deine Beschwerden aufzeichnen. In manchen Menstruationstassen sind Milliliter-Angaben eingekerbt. Bei anderen Periodenprodukten notiere dir die verwendete Anzahl, und zähle sie am Ende der Blutung zusammen. Deine Beschwerden kannst du in ihrer Intensität von 0 bis 10 bewerten.

TIPPS ZUR URSACHENBEKÄMPFUNG UND LINDERUNG

Es würde den Rahmen sprengen, zu jeder möglichen Ursache eine Behandlung zu beschreiben. Denn was passt, hängt von vielen Faktoren und der individuellen Situation ab. Es gibt allerdings einige allgemeine Strategien, die bei Menstruationsschmerzen generell körperlich guttun und unterstützend wirken. Sie können auch dir oder anderen Betroffenen helfen. Bei einer primären Dysmenorrhö wirst du damit vermutlich (fast) beschwerdefrei. Bei sekundären Menstruationsproblemen kannst du zumindest Linderung erwarten.

Schritt 1: Die passende Ernährung

Dass gesunde Ernährung hilft, klingt wie eine Binsenweisheit. Was das aber im Zusammenhang mit dem Zyklus bedeutet, war mir lange nicht bewusst. Das Stichwort lautet: antientzündliche Ernährung.

Oft liest man den Ratschlag, dieses oder jenes gesunde Nahrungsmittel häufiger zu essen. Mindestens so wichtig ist es aber, die schädlichen wegzulassen. Zu den entzündungsfördernden Produkten zählt neben Kuhmilch(-produkten) auch Zucker. Wenn man auf beides weitgehend verzichtet, reduzieren sich die Schmerzen oft bereits deutlich. Auch Weißmehl und rotes, vor allem verarbeitetes Fleisch (z. B. Wurst) gehören dazu. Nicht als Lebensmittel, sondern als Genuss- und auch

Suchtmittel zählen Alkohol und Zigaretten. Sie schaden nicht nur dem Körper insgesamt, sondern auch dem Zyklus.

Nachdem ich kaum noch Schmerzen hatte, wollte ich auch meinen Blähbauch und die Verdauungsprobleme besiegen und integrierte zusätzlich entzündungshemmende Produkte in meine Ernährung. Ich ersetzte Lebensmittel mit viel Omega-6-Fettsäuren (z. B. Sonnenblumenöl) durch Omega-3-Lieferanten wie Rapsöl, Leinöl, Avocado, Nüsse, Samen und Lachs. Auch Ingwer, Kurkuma und Zimt gelten als entzündungshemmend. »Goldene Milch«, ein ayurvedisches Getränk, wird auf Social Media gehypt – nicht zu Unrecht, wie Expert*innen sagen. Dank Ingwer, Kurkuma, Zimt, Muskatnuss, Kardamom und Pfeffer wirkt das Getränk wärmend und entzündungshemmend. Anleitungen zum Selbstmachen gibt es ebenso wie fertige Mischungen. Auch Beeren und Granatäpfel sind wegen ihres hohen Gehalts an Antioxidantien empfehlenswert.

Je nachdem, wie es um deine Verdauung steht, solltest du vor und während der Periode überwiegend gekochte, warme Speisen zu dir nehmen. Zurückhaltend solltest du bei allen Nahrungsmitteln sein, die leicht abführend (z. B. Koffein, Trockenobst) oder blähend wirken (z. B. Kohl, Fermentiertes, Bohnen).

Eine eisen- und magnesiumreiche Ernährung wird ebenfalls empfohlen. Reiner Kakao, grünes Gemüse, Nüsse und Hülsenfrüchte sind hierbei sinnvoll. Wenn du Tierprodukte isst, kommen auch Leber, Geflügel und Thunfisch infrage. Ob du einen Nährstoffmangel (Eisen, Magnesium o. a.) hast, kannst du mit einem Blutbild testen lassen und bei Bedarf mit Nahrungsergänzungsmitteln ausgleichen. Apropos Mangel: Große Vorsicht ist bei einseitigen Diäten wie Low Carb und Intervallfasten mit großen Abständen geboten. Das kann den Zyklus durcheinanderbringen. Seitdem ich zu fast jeder Mahlzeit Kohlenhydrate, Proteine und gesunde Fette esse, ist sogar mein prämenstrueller Heißhunger passé.

Immer beliebter wird die Idee der zyklischen Ernährung. Dabei orientiert man sich, wie der Name sagt, an den verschiedenen Hormonphasen. Es gibt mehrere Bücher, die sich allein diesem Thema widmen. Aus meiner Sicht eine spannende Inspiration, aber eher als zweiter Schritt, nachdem man sich mit ausgewogener, entzündungshemmender Ernährung eine Grundlage geschaffen hat. Oft merkt man mit der Zeit auch intuitiv, welche Nahrungsmittel in welcher Zyklusphase guttun.

Schritt 2: Das passende Periodenprodukt

»Ich komme super klar mit Tampons«, sagte ich, so wie manche sagen: »Die Pille verursacht bei mir keine Nebenwirkungen.« Bis man hinterher merkt, wie viel besser es ohne ist. So ging es mir vor einigen Jahren, als ich auf Empfehlung meiner damaligen Geliebten eine Menstruationstasse ausprobierte. So angenehm konnte man bluten? Das hatte ich nicht erwartet. Kein nerviges Wechseln untertags, denn die Tasse hat reichlich Fassungsvermögen. Kein harter Baumwollstab, sondern ein weicher Silikonbecher.

Manche Menstruierende berichten, dass der Wechsel zur Tasse ihre Krämpfe gelindert hat. Das war bei mir zwar nicht der Fall, dafür freuten sich meine Schleimhäute, die vorher Monat für Monat von Tampons ausgetrocknet worden waren. Denn das ist zum einen schmerzhaft und bietet zum anderen Pilzen ein leichtes Spiel. Mit der Tasse ist das Vergangenheit.

Als ich dachte, dass es nicht mehr besser werden könnte, wurde ich erneut überrascht: von Periodenunterwäsche. Das Blut frei fließen lassen, ohne irgendetwas in der Vagina zu haben: Daran hatte mir vorher nichts gelegen, Binden fand ich unangenehm. Doch seit es Perioden-Pantys gibt, bei denen das Blut in eine schnelltrocknende Membran fließt, ganz ohne Geruch und Nässe, liebe ich diese Option fast noch mehr als meinen Cup.

Dass das passende Periodenprodukt deine Beschwerden verbessert, kann ich dir nicht versprechen. Aber deinen Komfort während der Menstruation auf jeden Fall. Tasse und Pantys sind nicht die einzigen neuen Alternativen auf dem Markt. Die im Kapitel »Bye-bye Blowjob Week« schon erwähnten Softtampons werden vaginal eingeführt und sind besonders weich. Manche Menstruierende schwören auf Naturschwämme, andere auf Menstruationsdics. Wer es klassisch, aber umweltfreundlich mag, sollte sich waschbare Stoffbinden ansehen.

Schritt 3: Die passende Bewegung

Kein Zweifel: Bei starken Periodenschmerzen klingt Sport tatsächlich nach Mord. Auch ich kenne das vom ersten Zyklustag. Einmal zwang ich mich zum Bouldern, was mit buchstäblichen Bauchlandungen auf der Matte endete – und einem noch verspannteren Unterleib. Inzwischen sind zwar meine Schmerzen gering, müde bin ich am ersten Zyklustag dennoch – und habe keine Lust auf intensive Kraft- oder Ausdauereinheiten. Was mir aber hilft: Eine leichte Yoga-Einheit, am besten speziell für die Menstruation. Spätestens am dritten Zyklustag steigt meine Lust auf Sport wieder. Kürzlich war ich sogar am zweiten Tag eines neuen Zyklus abends beim Spinning. Ein bisschen Respekt hatte ich davor, aber es lief einfach super: alles rausschwitzen und dank Durchblutung die Menstruation noch besser fließen lassen. Zumindest kam es mir so vor.

Schritt 4: Vielfältige Wärme

Zur guten alten Wärmflasche muss ich wohl nichts mehr sagen. Doch es gibt auch Produkte für unterwegs. Hitzepflaster zum Aufkleben auf Top oder Unterhemd findet man im Drogeriemarkt. Weitere Innovationen sind Perioden-Unterhosen, in denen an Bauch und Rücken eine kleine

Tasche für ein Heating Pad eingenäht ist (welch eine Wohltat!) und erwärmbare Dinkelkissen zum Umbinden. Sogar Wärme-Shorts mit Akkus, die über eine App steuerbar sind, habe ich ausprobiert. Sie bleiben stundenlang warm – praktisch vor allem in Jobs, bei denen man viel auf Achse ist.

Schritt 5: Achtsamkeit und Akzeptanz

Manchmal spreche ich mit meinem Uterus. Ich lege die Hände auf meinen Unterleib, spüre meine Körperwärme und bedanke mich bei meiner Gebärmutter und meinen Eierstöcken. Dafür, dass sie jeden Zyklus Hormone produzieren, die meine Gesundheit erhalten. Dafür, dass ich dank ihnen theoretisch schwanger werden kann. Ich kann verstehen, wenn das für dich schräg klingt. Für mich ist es eine Achtsamkeitstechnik, bei der ich meinem Körper liebevoll Aufmerksamkeit schenke. Das geht auf viele Weisen, auch mit einer allgemeinen Meditation oder Atemübung. Verschiedene Apps und Kurse bieten ein vielfältiges Angebot – einschließlich Meditationen, die beim Umgang mit Schmerzen helfen können.

Schritt 6: Die richtige Schmerztablette

Das Ziel muss nicht unbedingt sein, nie mehr Schmerztabletten zu nehmen. Es kann aber sinnvoll sein, die Einnahme zu reduzieren – und ein Medikament zu finden, das wirklich zu dir passt. Nicht steroidale Antirheumatika (NSARs) wirken nicht nur schmerzlindernd, sondern auch entzündungshemmend und werden daher häufig in der Behandlung von Periodenschmerzen eingesetzt. Sie gelten allerdings auch als nebenwirkungsreicher als Paracetamol (welches kein NSAR ist). Buscopan hingegen wirkt primär krampflösend. Bei der Auswahl sollte man sich in der Arztpraxis oder Apotheke beraten lassen sowie ergänzend selbst recherchieren und gründlich den Beipackzettel lesen. Auch der Zeitpunkt der Einnahme spielt eine Rolle: Tendenziell eher frühzeitig nehmen, statt zu warten, bis die Schmerzen kaum noch aushaltbar sind. Sonst wirkt die Tablette womöglich weniger gut, oder es ist eine höhere Dosis nötig, um die bereits entstandenen Beschwerden zu lindern.

Außerdem getestet: TENS-Geräte

Die transkutane elektrische Nervenstimulation (TENS) wird schon lange bei Verspannungen eingesetzt, zum Beispiel im Nacken- und Schulterbereich. TENS-Geräte erzeugen elektrische Impulse, die über Elektroden – angebracht auf dem schmerzenden Bereich – in den Körper geleitet werden. Der Strom reizt die Nerven, die die Signale zum Rückenmark senden und dort die Weiterleitung der Schmerzsignale blockieren. Dadurch kommen die Schmerzimpulse nicht mehr, beziehungsweise mit geringerer Intensität, im Gehirn an. Ich selbst habe vor einigen Jahren ein Gerät gekauft und eine Linderung damit erzielt – doch die Gelpads auf der Haut und die lange Ladezeit nervten mich auf Dauer. Als ich TENS-Geräte als Tipp auf Instagram teilte, schrieb mir allerdings eine Followerin, wie dankbar sie sei: Als Sportlerin hätte sie bereits ein TENS-Gerät zu Hause, wäre aber nicht darauf gekommen, es für ihre Periode zu nutzen. Als sie meine Story sah, tat sie es – und ihre Schmerzen klangen ab.

Last but not least: Orgasmen

Den Vorzügen der Masturbation habe ich ein ganzes Kapitel gewidmet – und darin auch die positive Wirkung auf Periodenbeschwerden erwähnt. Orgasmen können solo, zu zweit oder zu mehreren und auf viele Arten entstehen. Zugegeben: Auch ich habe nicht immer Lust darauf. Aber wenn, dann bringt es mir Spaß und Entspannung.

Einerseits würde ich dieses Kapitel gern positiv abschließen. In Bezug auf mich selbst kann ich es auch, denn ich fühle mich mit meiner Periode so wohl wie nie zuvor. Ich habe keine Angst, wenn sie, wie neulich, auf einem Seminar beginnt, nach dem mich eine sechsstündige Zugfahrt erwartete. Ich hatte alles, was ich brauchte: meine Zykluskurve, aus der ich las, dass es losgehen würde, meine Periodenpanty und -tasse, Wärmepads und eine Ibu für den Ernstfall. All das kann auch für dich oder betroffene Bekannte funktionieren.

Andererseits vergehen bis zu einer Endometriose-Diagnose immer noch etwa zehn Jahre. Auch für meine Freundinnen, die sie bereits haben, ist der Leidensweg noch nicht zu Ende – trotz Operationen oder der Pille. Während ich dies schreibe, krümmen sich überall auf der Welt Menstruierende vor Schmerzen und werden nicht ernst genommen. Menschen werden unfruchtbar oder arbeitslos, weil sie nicht die passende Behandlung bekommen und sogenannte »Frauenkrankheiten« zu wenig erforscht sind. Gender Health Gap lässt grüßen. Andere warten monatelang auf einen Termin bei Spezialist*innen oder werden von Kolleg*innen und Chef*innen misstrauisch beäugt.

Ganz positiv kann ich das Kapitel deshalb nicht abschließen. Aber ich möchte noch einmal herausstellen, dass du ein Recht auf Beratung, Behandlung und Besserung hast. Denn: Die Periode muss sich nicht wie der Himmel auf Erden anfühlen. Aber wenn sie zur Hölle wird – und nicht erst dann –, muss sich etwas ändern.

Under Pressure: Wie Stress unseren Zyklus crasht

Im Hochsommer 2022 erreichten die Temperaturen fast den gleichen Wert wie meine Zykluslänge. Das Thermometer zeigte 33, 34, 36 °C. Und mein Zyklus betrug schließlich 39 Tage. Es war mein längster Zyklus, seitdem ich 2009 den Vaginalring abgesetzt hatte. Doch nicht die Hitze war der Grund, sondern das Coronavirus. Ich war in der Follikelphase, hatte bereits fruchtbaren Zervixschleim beobachtet, meine Hormone arbeiteten auf den Eisprung hin. Doch dann: Fieber, Husten, Verdauungsprobleme. Ein mieser Moment, um sich fortzupflanzen, dachte sich mein Körper wohl – und verschob die Ovulation. So, grob gesagt, reagiert unser Zyklus auf Stress.

Stress ist eine neurologische und physiologische Reaktion auf Bedrohungen. Evolutionär gesehen ist sie darauf ausgelegt, bei Gefahren die Überlebenschance zu erhöhen. Blutdruck und Muskelspannung steigen, Puls und Atmung gehen schneller. Cortisol-, Adrenalin- und Endorphinspiegel schießen in die Höhe. Praktisch, wenn man kämpfen oder rennen muss. Weniger hilfreich in unserem modernen Alltag, wo das meistens kein adäquates Verhalten ist. Die Auslöser für Stress, auch Stressoren genannt, sind heute andere: nicht akut lebensbedrohlich, aber dauerhaft vorhanden.

»Ein Stressor kann alles sein, was du siehst, hörst, riechst, berührst oder dir vorstellst«, schreiben Emily und Amelia Nagoski in ihrem Buch *Stress: Warum Frauen leichter ausbrennen und was sie für sich tun können.*[79] Was du persönlich als Stressfaktor wahrnimmst, ist individuell. Man kann Stressoren in unterschiedliche Typen einteilen. Es können äußere Umstände sein oder innere Konflikte.

Äußere Stressoren sind beispielsweise Krankheit, Mangelernährung, Zeitverschiebung, Streit, Verkehrschaos, Lärm, Wartezeiten, Prüfungen, kulturelle Normen, Leistungs- und Performancedruck, Arbeit, Diskriminierungserfahrungen oder finanzielle Probleme. Innere Stressoren sind unter anderem Selbstkritik, Identitätskonflikte, Perfektionismus, unerfüllte Sehnsüchte, Erinnerungen oder Zukunftssorgen.

Ganz klar ist die Trennung zwischen beiden Kategorien nicht. Schließlich kann Zukunftsangst diffus und unbegründet sein oder durch einen äußeren Stressor wie eine Kündigung ausgelöst werden. Doch eines steht fest: Stressoren verursachen eine Stressreaktion – und die wird in unserer heutigen Zeit häufig chronisch. Die angestauten Stresshormone wirken sich negativ auf nahezu jeden Aspekt der Gesundheit aus: Auf Herz, Kreislauf, Immunsystem, Verdauung, Regenerationsfähigkeit – und auf die Fortpflanzung. Genauer gesagt: auf Zyklus und Sexualität.

An sich wirkt es sinnvoll, dass der Körper keinen Wert aufs Schwangerwerden legt, während er mit Viren oder Bürostress kämpft. Auf Dauer wird es allerdings zum Problem. Denn wenn der Zyklus durcheinandergerät, fehlt uns auch das hormonelle Gleichgewicht zwischen Östrogen und Progesteron. Das wiederum äußert sich in weiteren Zyklusstörungen und teilweise auch in sexuellen Problemen.

Nicht zuletzt deshalb sollten wir ehrlich über Zyklus, Sex und Stress reden. Darüber, was unter Belastung mit unserem Körper und unserer Lust passiert. Wie wir Stress reduzieren können, warum wir es müssen und welche Rolle Zyklusbewusstsein dabei spielt.

Dass der Zyklus so häufig auf Stress reagiert, hat allerdings auch einen Vorteil: Er agiert als Warnsystem. Wenn wir selbst gar nicht mehr wahrnehmen, wie gestresst wir eigentlich sind, weist der Zyklus uns oft darauf hin – indem er sich verändert. Und zwar nicht einfach hin zu undurchschaubarem Chaos, sondern nach bestimmten Mustern, die man mit symptothermaler Beobachtung gut erkennen kann.

VERLÄNGERTE ZYKLEN

Häufig ist es die erste Zyklus-»Hälfte«, also die Follikelphase, die sich bei Stress verändert. Der Eisprung als Fortpflanzungsfunktion hat für den Körper keine Priorität mehr; er wird um Tage oder Wochen nach hinten verschoben. Das Ergebnis: Der Gesamtzyklus dauert so viele Tage länger, wie der Eisprung später dran war.

Mein Covid-Zyklus ist das beste Beispiel: Weil mein Körper mit dem Virus beschäftigt war, fand mein Eisprung etwa zwei Wochen später statt als sonst. Ich erkannte diese Entwicklung anhand meiner Zyklusbeobachtung. So bekam ich auch meine Menstruation genau in dem Zeitraum, in dem ich sie erwartete.

Ähnliches habe ich auf Reisen durch mehrere Zeitzonen beobachtet. Fiel mein Flug in die Follikelphase, verlegte sich mein Eisprung (und dementsprechend meine Periode) um circa fünf Tage nach hinten. Flog ich erst nach dem Eisprung, blieb meine Zykluslänge gleich.

VERKÜRZTE ZYKLEN

Auch die zweite Zyklus-»Hälfte«, die Lutealphase, kann von Stress beeinflusst werden. Denn die Belastung kann Progesteronmangel verursachen – und das verkürzt die Phase zwischen Eisprung und Menstruation. Die Menstruation setzt dann eher früher ein. Es kann allerdings auch eine verlängerte Follikelphase mit einer verkürzten Lutealphase zusammenfallen. Prämenstruelle Schmierblutungen können ein Indiz für Progesteronmangel (auch Gelbkörperschwäche genannt) sein.

Auch diese Zyklusform kenne ich aus eigener Erfahrung. Im ersten Lockdown 2020 verkürzten sich meine Zyklen von 29 bis 31 auf 27 bis 28 Tage. Monatelang saß ich in meiner Wohnung in Bogotá, bewegte mich wenig und sorgte mich viel. Meine Eisprünge fanden zwar zu einem ähnlichen Zyklustag statt wie zuvor, doch ich entwickelte einen Progesteronmangel, weshalb mein Körper meine Gebärmutterschleimhaut weniger lange aufrechterhalten konnte. Meine Lutealphase wurde um zwei Tage kürzer, die Dauer meines gesamten Zyklus dementsprechend auch.

ZYKLEN OHNE EISPRUNG (ANOVULATORISCHE ZYKLEN)

In einem anovulatorischen Zyklus findet zwar hormonelle Aktivität statt, sie reicht aber nicht aus, um einen Eisprung auszulösen. Nach einiger Zeit – manchmal genau zum erwarteten Zeitpunkt, manchmal etwas früher oder später – blutet die Uterusschleimhaut wieder ab. Was auf den ersten Blick wie eine normale Menstruation wirkt, ist eigentlich eine Durchbruchblutung aufgrund von Hormonschwankungen. Ob ein Zyklus anovulatorisch oder ovulatorisch (also mit Eisprung) war, kann man überprüfen, wenn man die Temperatur aufgezeichnet hat.

Ich selbst habe bislang nur einen Zyklus ohne Eisprung dokumentiert. Auch hier war Stress im Spiel – allerdings positiver. Ich machte eine Zugreise nach Italien zu meinem Patenkind. Vor Ort sprang ich mitten hinein in den Familientrubel: Kinderbespaßung, Stadtbesichtigung und lange Gespräche bis spätnachts mit meiner Freundin, die trotz elterlicher Erschöpfung die Zeit mit mir genoss. Tagsüber versorgte ich mich mit starken Cappuccini und überzuckerten Pistazien-Croissants. Auf der Rückfahrt war ich glücklich, aber auch groggy.

Kurz danach hatte ich meinen Zervixschleim-Höhepunkt und einen einzelnen höheren Temperaturwert. Und danach – nichts. Meine Temperatur sank wieder, es folgten elf Tage lang Schmierblutungen. Bis nach 31 Tagen eine Durchbruchblutung eintrat, die wie eine normale Menstruation wirkte. Im nächsten Zyklus war wieder alles beim Alten.

AMENORRHÖ / AUSBLEIBENDE MENSTRUATION

Nach drei bis spätestens sechs Monaten ohne Periode spricht man von Amenorrhö, also einer ausbleibenden Menstruation. Die extremste Auswirkung, die Stress auf unseren Zyklus haben kann, ist, ihn komplett zu eliminieren.

Deshalb ist es nur logisch, dass ich (fast) eine Amenorrhö hatte, als besonders krasse Veränderungen in mein Leben traten. Nämlich, nachdem ich meinen Vaginalring abgesetzt *und* die Schule abgeschlossen hatte *und* auf einen anderen Kontinent gezogen war. Da meine Menstruation nach genau drei Monaten zurückkehrte, war ich nur an der Grenze zur Amenorrhö. Anders ging es einigen jungen Frauen in meinem Alter, die ebenfalls ein Jahr in Lateinamerika lebten und arbeiteten. Auf einem gemeinsamen Abschlussseminar stellten wir fest, dass mehrere von uns ein halbes oder ganzes Jahr keine Blutung gehabt hatten.

STRESS IM BETT

Doch Stress zählt nicht nur zu den häufigsten Ursachen für Zyklusstörungen, sondern auch für Unlust und weitere sexuelle Probleme. Mehr als die Hälfte der Frauen reagieren mit verminderter Lust auf Stress. Oft sinkt die Fähigkeit zu sexueller Erregung und Orgasmen. Auch Schmerzen oder weniger Feuchtigkeit kommen häufig vor.[80] Solche Symptome können auch als Folge stressbedingter Zyklusprobleme auftreten.

Bei etwa 10 bis 20 Prozent der Menschen steigert Stress allerdings den Wunsch nach Sex. Was nicht zwingend heißt, dass sie ihn dann auch genießen. Denn Stress kann den sexuellen Genuss auch dann senken, wenn das Bedürfnis nach Sex erhöht ist.[81]

Was das Ganze noch komplizierter macht: Wenn es im Büro, im Bett oder mit unserem Zyklus nicht gut läuft, geraten wir oft noch mehr unter Stress. Am Arbeitsplatz stehen wir unter Druck, jeden Tag das Gleiche zu leisten – auch wenn das der Natur des Menstruationszyklus widerspricht. Beim Sex haben Menschen aller Geschlechter hohe Erwartungen an sich selbst: Spontan Lust zu haben und körperlich »zu funktionieren« – also ohne Schmerzen, mit genug Feuchtigkeit oder einer anhaltenden Erektion. Der Performancedruck als Stressor tritt die nächste Stressreaktion in uns los. Ein Teufelskreis, den es zu durchbrechen gilt.

Sehen wir uns also an, wie wir sowohl Stress abbauen als auch Stressoren reduzieren können. Und berücksichtigen wir dabei die Rolle des Zyklus. Denn die wird oft übersehen, selbst in Ratgebern, die sich an Frauen richten.

Seit sich meine Lutealphase verkürzt hatte, hörte ich immer wieder, ich solle Stress reduzieren. Also meditierte ich, versuchte, öfter Pausen zu machen und jede Nacht acht Stunden zu schlafen.

Alles gute Ideen. Was mir aber nicht bewusst war, bis ich zu Stress recherchierte, war folgender Unterschied, den Emily und Amelia Nagoski in ihrem gemeinsamen Buch beschreiben. »Mit deinem Stress umzugehen ist etwas anderes, als mit den Dingen umzugehen, die dir Stress bereiten. Um deinen Stress zu bewältigen, musst du den Zyklus beenden.«[82] Mit »Zyklus« ist diesmal nicht der Menstruationszyklus, sondern der Stressreaktionszyklus gemeint.

Zu Beginn dieses Kapitels habe ich beschrieben, was im Körper bei einer Stressreaktion passiert. Um die entstandenen Stresshormone wieder abzubauen und dem Körper das Gefühl zu geben, dass er wieder in Sicherheit ist, muss man aktiv etwas tun. Am besten jeden Tag – weil auch fast jeden Tag Stress entsteht. Die Zwillingsschwestern Emily and Amelia Nagoski beschreiben in ihrem Buch sieben evidenzbasierte Strategien dafür: körperliche Aktivität, Atmen, positive soziale Interaktion, Lachen, Zuneigung, Weinen und kreativer Ausdruck.[83] Ich habe sie alle getestet und kam zu folgenden Resultaten:

Körperliche Aktivität/Sport und Bewegung

»Körperliche Aktivität ist die wirksamste Strategie, um den Stressreaktionszyklus zu beenden.«[84] Dieser Satz steht sowohl in Emily Nagoskis erstem als auch ihrem zweiten Werk. Also begann ich im August 2022, mich drei- bis viermal pro Woche beim Spinning und Zirkeltraining auszupowern. Erst musste ich mich überwinden, inzwischen spüre ich, wie mein Körper danach verlangt, vor allem, wenn ich mich gestresst fühle. Im ersten vollen Zyklus mit dieser Trainingsroutine war meine Lutealphase immerhin neun Tage lang. Im zweiten auch, und meine prämenstruellen Symptome fielen geringer aus. Im dritten Zyklus mit Sport war ich unfassbar gespannt. Und tatsächlich: Ich erreichte die ersehnten zehn Tage, das gilt als Mindestdauer einer gesunden Lutealphase.

Ich muss dazusagen, dass ich Sport von Natur aus mag – und ihn nur aus Stress weggelassen hatte. Wenn es dir ähnlich geht, mache nicht den gleichen Fehler wie ich, sondern schöpfe diese Option voll aus. Wenn du nichts mit Sport anfangen kannst, gibt es andere körperliche Optionen wie Progressive Muskelentspannung. Im Kapitel »Men(s)t(ru)al Health« stelle ich diese und weitere Techniken vor.

Atemübungen

Der Körper wird automatisch ruhiger, wenn du langsam und tief ein- und ausatmest. Bei einminütigen Übungen, die man zum Beispiel in Meditations-Apps findet, macht man insgesamt nur fünf Atemzüge und pausiert zwischen Ein- und Ausatmen. Die Nagoski-Schwestern empfehlen eine weitere Technik: beim Einatmen bis fünf zählen, beim Ausatmen bis zehn. Dann eine Pause, in der man wieder bis fünf zählt. Dies wiederholt man dreimal. Das dauert eine Minute und 15 Sekunden. Ein guter Anfang, der mir täglich Entspannung verschafft. Man baut allerdings weniger Stresshormone ab als bei einer längeren Aktivität.

Freundliche Interaktion

Laut den Nagoskis ist ein freundlicher Umgang miteinander ein einfaches und wirksames Signal, dass man sicher in der Welt ist. Erst jetzt fällt mir auf, dass ich diese Strategie bereits unbewusst anwende. Kürzlich war ich emotional gestresst von familiären Konflikten. Es zog mich in mein Lieblingscafé – nicht nur, weil es da guten Kaffee und leckere Waffeln gibt, sondern auch, weil die Kellner*innen sehr freundlich sind. Dass mich jemand nett begrüßte, mir Nahrung brachte, sich über mein Trinkgeld freute: Das war offenbar keine banale Alltagssituation, sondern eine effektive Möglichkeit des Stressabbaus.

Zuneigung und Berührung

Ob man mit einem Haustier kuschelt, eine Beziehungsperson küsst oder die Geschwister fest in den Arm nimmt: All das sind Möglichkeiten, Stress durch Zuneigung zu reduzieren. Emily und Amelia Nagoski rufen dazu auf, sich hier ein bisschen mehr Zeit zu nehmen: mindestens 6 Sekunden lang küssen, mindestens 20 Sekunden umarmen. Seitdem mache ich das mit meinem Mann noch bewusster – und merke direkt, wie wir beide ruhiger werden. Das Schönste an dieser Option: Nicht nur der eigene Stressreaktionszyklus wird beendet, auch das Gegenüber fühlt sich besser.

Für mich fallen außerdem Orgasmen und (Solo-)Sex in diese Kategorie. Inspiration dazu findest du im Kapitel »Feeling Myself«.

Weinen

Ich liebe Weinen und unterdrücke es in der Regel nicht. Auch wenn der Anlass ein tatsächlicher Stressfaktor ist, fühle ich mich anschließend wie gereinigt. Ein bisschen wie nach einem Gewitter, wenn die Wolkendecke aufreißt und der blaue Himmel zum Vorschein kommt.

»Sei keine Heulsuse«, wurde mir als Kind öfter gesagt – und ich weinte weiter, weil ich nicht anders konnte. Zum Glück, weiß ich heute. »Jeder, der sagt: ›Weinen bringt nichts‹, versteht nicht den Unterschied zwischen dem Umgang mit Stress und der Bewältigung der Situation, die den Stress verursacht«, schreiben die Nagoskis.[85] Wie gut, dass ich es nicht verlernt habe.

Wenn es dir schwererfällt, empfehlen die Autor*innen, Filme oder Lieder zu konsumieren, bei denen du weinen und Emotionen durchleben kannst. Auch einer vertrauten Person von deinem Stress zu erzählen bringt die Tränen manchmal zum Fließen.

Kreativer Ausdruck und Kontakt mit Kunst

Kunst ist darauf ausgelegt, tief fühlen zu lassen. Man durchlebt Erinnerungen und Emotionen, während man schreibt, zeichnet, musiziert. Oder auch: wenn man Kunst rezipiert.

Neulich war ich nach meiner Weiterbildung zur Paar- und Sexualberaterin emotional so gestresst, dass ich auf der Rückfahrt eine Stunde lang bewusst Songs hörte, die mich an alte Trennungen und Umbrüche erinnerten. Ich musste diese Emotionen nachfühlen, obwohl die ursprünglichen Anlässe verarbeitet sind. Erst jetzt verstehe ich, was ich eigentlich in dem Augenblick tat.

Lachen

Auch das ist den Nagoski-Schwestern zufolge eine erwiesene Technik der Stressreduzierung: ehrliches Lachen aus vollem Herzen. Das geht schwer auf Kommando, kann aber ebenfalls mithilfe von Kunst und Comedy – oder lustigen Personen in deinem Leben – hervorgerufen werden.

Vielleicht ist dir aufgefallen, dass Schaumbad, Duftkerzen und Spa-Besuche bisher keine Erwähnung fanden. Solche Strategien werden auf Social Media oft propagiert – und kritisiert. Wir brauchen die Zerschlagung des Patriarchats und keinen Badezusatz, heißt es dann. Nicht unwahr. Dennoch hat auch diese Art der Selbstfürsorge ihre Berechtigung. Sie ist ein körperlicher Vorgang, bei dem man sich liebevoll Zuneigung schenkt. Kürzlich sprach ich mit einer alleinerziehenden zweifachen Mutter. Sie sagte: »Klar, ein Schaumbad löst nicht meinen Mental Load. Aber das Eintauchen ins warme Wasser hilft mir, körperlich runterzukommen. Ich habe gemerkt, dass Baden für mich wirklich gut funktioniert.«

Klingt, als ob sie intuitiv etwas gefunden hat, das ihren Stressreaktionszyklus beendet. Und das ist, wie gesagt, etwas anderes, als die Stressoren anzugehen. Auf Dauer müssen wir beides tun, damit es uns besser geht. Geht es um die Stressoren, gibt es in erster Linie folgende Möglichkeiten: Entweder du veränderst deine Umgebung oder etwas in dir selbst. Strategien, die bei dir selbst ansetzen, sind laut Emily und Amelia Nagoski *positive Neubewertung* und *planvolle Problemlösung.*[86] Ich füge zwei weitere hinzu: *urteilsfreies Wahrnehmen* und *zyklisches Leben.*

Positive Neubewertung bedeutet, eine als stressig empfundene Situation als Herausforderung oder Chance zu betrachten. Wenn mir der Bus vor der Nase wegfährt, kann ich mich aufregen oder den Weg für einen Spaziergang durch einen neuen Stadtteil nutzen. Meine persönliche Erfahrung: In manchen Bereichen nervt mich das Ummünzen ins Positive, und dann zwinge ich mich nicht dazu. Wo ich es aber schon lange mache – und zwar aus voller Überzeugung –, ist bei der Bewertung meines Zyklus. Ich sehe meinen Zyklus nicht mehr als Störfaktor, sondern als Zeichen und Erhalter meiner Gesundheit. Als Frühwarnsystem für Stress und als Boten meiner Fruchtbarkeit und Sexualität. Als sinnliche Verbindung zu mir selbst.

Das heißt nicht, dass ich meinen Zyklus immer lieben und abfeiern muss. Bei einem übermüdeten Periodenbeginn fällt auch mir das schwer. Dann wende ich mich eher dem *urteilsfreien Wahrnehmen* zu. Dies ist ein Konzept der Achtsamkeit, auf das ich auch im Kapitel »Men(s)t(ru)al Health« eingehe. Man nimmt die eigenen Emotionen oder Gedanken wahr, benennt sie, bewertet sie aber nicht. »Ah! Da ist Ärger in mir«, könnte man sich beispielsweise sagen – und anschließend diese Emotion bewusst weiterziehen lassen.

Planvolle Problemlösung heißt, Strategien zu entwickeln, mit Problemen und Stressfaktoren umzugehen. Das fängt bei banalen Dingen wie dem Checken des Wetterberichts, einem geladenen Handyakku und Offline-Maps an und geht weiter mit dem Stummschalten einer stressigen Whatsapp-Gruppe. Ich weiß nicht, ob ich das Manuskript dieses Buches (fast) pünktlich abgegeben hätte, wenn ich mich nicht so intensiv mit achtsamer Projektplanung beschäftigt hätte – und meine Benachrichtigungen für Mails und Instagram ab und an deaktiviert. Man fühlt sich selbstwirksam, indem man planvoll Probleme löst. Und man beginnt, die Umstände zu hinterfragen.

Meiner Erfahrung nach gehört dazu auch, *zyklisch zu leben* – also den Alltag an den Zyklus anzupassen. Ausflüge, Veranstaltungen und Verhandlungen kannst du, wenn möglich, bevorzugt in die Follikel- und Eisprungphase legen. Kurz vor und während der Periode solltest du dir mehr Ruhepausen einräumen. Außer natürlich, du empfindest deinen Zyklus anders – so wie eine Bekannte, die mir erzählte, dass sie während der Menstruation vor Energie nur so strotzt. Auf die Zyklusphasen und die damit verknüpften Energieschwankungen zu achten birgt in jedem Fall eine Chance auf weniger Stress.

Es gibt natürlich noch viele weitere Strategien für den Umgang mit Stress und Stressoren. Doch nicht immer geht es darum, die eigene Einstellung oder das Verhalten anzupassen. Je nachdem, welche Faktoren vorherrschen, ist es sinnvoll oder sogar dringend nötig, die Umstände zu ändern. Während ich an diesem Kapitel schrieb, wurden auf dem Instagram-Profil @seiten.verkehrt Einsendungen von Müttern in heterosexuellen Beziehungen geteilt, die einen Großteil der Haus-, Care- und emotionalen Arbeit übernehmen. Nicht nur, dass ihnen vermutlich keine Zeit und Energie mehr für Sport bleibt: Wenn ihre Partner keinen gerechten Anteil der Arbeit machen, die Frau vielleicht sogar sabotieren oder Zusatzarbeit verursachen, sind die Stressoren so extrem, dass das körperliche Beenden des Stressreaktionszyklus nicht ausreichen wird.

In solchen Fällen empfiehlt sich eine Paarberatung und eine gemeinsame Auseinandersetzung mit Mental Load – dafür gibt es inzwischen einfache Tests.[87] Falls das alles verweigert wird, kann man hinterfragen, ob die Partnerschaft überhaupt noch ihrer Wortbedeutung entspricht – nämlich einem Zusammenschluss von zwei *Partner*innen.*

Grenzen setzen, sich Verbündete suchen und politisch werden: Auf lange Sicht reduziert das nicht nur den eigenen Stress, sondern trägt zu einer gesellschaftlichen Veränderung bei. Denn Stress und Stressoren sind auch ein strukturelles Problem. Die Bundeszentrale für gesundheitliche Aufklärung (BzgA) weist darauf hin, dass es zwar wichtig ist, Menschen zur individuellen Stressbewältigung zu motivieren. Aber: »Art, Intensität und Pathogenität von Belastungen werden entscheidend von der strukturellen Lebenslage eines Menschen mitbestimmt. Ohne eine Orientierung auf strukturelle Faktoren bleiben Maßnahmen der Gesundheitsförderung wenig erfolgversprechend. Gesundheitsförderung ist somit eine interdisziplinäre Aufgabe, insbesondere bei sozialer Ungleichheit und Benachteiligung.«[88]

Und das stimmt auch in Bezug auf den Menstruationszyklus. Dass sich viele Frauen beziehungsweise Menschen mit Zyklus anders stressen, hört man immer wieder. Ein Grund dafür ist die stereotype Erwartung, dass Frauen ganz natürlich andere umsorgen. Mit Essen, Zuhören, Organisation des Alltags. In Deutschland und einigen anderen Ländern spielt auch das überhöhte Mutterbild eine Rolle, laut dem sich die Liebe und Hingabe der Mutter daran bemisst, wie lange sie zu Hause bleibt, wie oft sie frisch und gesund kocht, ob sie mit Stoffwindeln wickelt und wunderbare Schultüten bastelt.

Was noch nicht so oft betrachtet wird, ist, wie ignorant die gesellschaftliche Struktur gegenüber Menstruierenden ist. Sie ist von Männern gemacht und auf Männer ausgelegt, die keinen Zyklus haben. Struktureller Stress entsteht also auch, weil es in der Schule, am Arbeitsplatz und in weiteren Kontexten keinen Raum für den Umgang mit dem Zyklus gibt. Deshalb darf und sollte man sich immer wieder fragen: Ist mein Zyklus das Problem oder die Gesellschaft, die ihn ignoriert?

Eine kurzfristige Stresssituation wie eine Covid-Erkrankung habe ich nicht in der Hand. Sie geht allerdings (meistens) in absehbarer Zeit vorbei. Darüber hinaus gibt es auch positiven Stress, den sogenannten Eustress. Wenn man sich beispielsweise auf einen sportlichen Wettkampf, ein Projekt oder eine Veranstaltung freut und den Verlauf als erfolgreich beziehungsweise sinnhaft erlebt. Doch der Übergang zwischen positivem und negativem Stress kann fließend sein. Was unumstritten ist: Chronischer Stress macht krank, und zwar alle Geschlechter. Es ist also überlebenswichtig, langfristig etwas zu ändern – bei sich selbst und in der Gesellschaft. Von einer zyklusbewussten, empathischen Welt würden letztlich alle profitieren. Es gibt diverse Möglichkeiten, sich zu engagieren, und ich bin mir sicher, dir fallen welche ein. Auf eine Liste verzichte ich aber an dieser Stelle, um dich nicht versehentlich unter Druck zu setzen.

Denn: Die erste Änderung fängt bei dir selbst an. Wie es Jan Lenarz, Autor des Achtsamkeits-Planers »Ein guter Plan«, ausdrückt: »Wir alle haben ein bisschen ›Ich will die Welt retten‹ in uns. Aber es ist okay, wenn du erst mal nur einen Menschen rettest. Und es ist okay, wenn dieser Mensch du selbst bist.«[89]

In der Regel unregelmäßig: Zyklen von ungewöhnlicher Dauer

Als ich Julia kennenlernte, hatte sie Angst vor ihrem Zyklus. Und ich die Hoffnung, das zu ändern. Es war Ende 2020, das erste Jahr mit Pandemie und Lockdowns. Aber auch das erste, in dem ich mein Zykluswissen in Beratungen und Kursen teilte. Als ich Feedback zu einem Konzept suchte, meldete sich Julia sofort.

Kurz darauf saßen wir uns in einem Videocall gegenüber. Ich merkte, wie wissbegierig, aber auch verunsichert Julia in Bezug auf ihren Zyklus war. Die Länge variierte stark, zwischen den Blutungen lagen teilweise Monate. Zeitspannen, die Julia unfreiwillig mit Sorgen füllte. War sie vielleicht trotz Verhütung schwanger geworden? Würde sie die nächste Periode in einem unpassenden Moment überraschen? Und wenn es dann mal so weit war, kamen die nächsten Fragen auf: War das nun eine »echte« Menstruation? Eine Zwischenblutung? Oder der frühe Abgang einer unbemerkten Schwangerschaft?

Wer noch nicht in der gleichen Situation war, wundert sich vielleicht über all diese Gedanken. Andere erkennen sich nur zu gut darin wieder. Egal, welche Perspektive man hat: Julias Zweifel waren berechtigt. Ohne mehr über ihren Zyklus zu wissen, konnten sie alle theoretisch zutreffen. Doch es gab einen Weg, um aus der Ungewissheit Fakten zu machen: Zyklusbeobachtung.

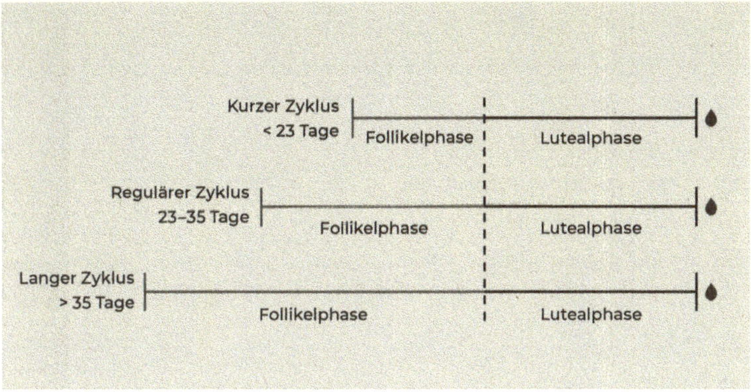

AB WANN GILT EIN ZYKLUS ALS UNREGELMÄSSIG?

Die medizinische Definition eines normal langen Zyklus ist großzügiger, als viele denken. Nur etwa 13 Prozent aller Zyklen sind 28 Tage lang. Erst wenn ein Zyklus kürzer als 23 Tage oder länger als 35 Tage dauert, spricht man von verkürzten beziehungsweise verlängerten Zyklen. Manche Quellen nennen als Untergrenze auch 21 und als Obergrenze 36 Tage. Ein bisschen Flexibilität darf man sich also gönnen.

Wie viel Varianz ist in der Zykluslänge normal? Auch hier ist der Spielraum relativ groß. In einer Studie mit 210 Frauen variierte die Zykluslänge bei 58 Prozent der Frauen um mindestens acht Tage pro Jahr. Nur drei Prozent der Probandinnen hatten Zyklen, deren Länge um maximal drei Tage variierte.[90] »Das einzig Regelmäßige an der Regel ist ihre Unregelmäßigkeit« ist also nicht nur ein Gynäkolog*innenspruch, sondern Realität. Gehen die Schwankungen häufig über eine Woche hinaus, sollte man aber genauer hinsehen.

Der genannte Normbereich gilt für erwachsene Personen im reproduktiven Alter, die nicht gerade in einer der folgenden Lebensphasen sind. In diesen »vier Ps« sind unregelmäßigere Zyklen nämlich normal:

Pubertät. Nach der Menarche – der allerersten Periode – braucht der Zyklus ungefähr ein Jahr, um sich einzupendeln. Nicht selten kommen verlängerte Follikelphasen, Zyklen ohne Eisprung und verkürzte Lutealphasen vor. Generell gelten Zyklen zwischen 21 und 45 Tagen in der Pubertät als normal. In meinem Fall sah das so aus: Meine zweite Periode kam sechs Wochen nach der ersten. Dann tat sich zu meiner Enttäuschung ein halbes Jahr lang gar nichts mehr – bis auf Schmierblutungen, ausgerechnet im Schullandheim. Etwa neun Monate nach meiner ersten Periode pendelte sich eine Monatsblutung ein, die ihrem Namen auch gerecht wurde.

Postpartum. Die Geburt eines Kindes verändert alles – auch den Zyklus. Wie sehr, kommt vor allem darauf an, ob und wie viel man stillt. Ohne Stillen kann bereits wenige Wochen nach der Geburt die nächste Eizelle springen. Wenn man voll stillt, wird der Eisprung meistens unterdrückt – das liegt am Hormon Prolaktin, das dadurch gebildet wird.* Bei einer Kombination aus Stillen/Flasche/Beikost kommt es ganz darauf an. Unabhängig von der Stillsituation spielen Stress und diverse Umstellungen eine Rolle.

Post-Pill. Zyklusstörungen nach dem Absetzen hormoneller Verhütung treten bei etwa 50 Prozent der Betroffenen auf. Bei mehr als zwei Dritteln sind die Zyklen nach sechs Monaten wieder unauffällig.

Perimenopause. Ab ungefähr Mitte 40 kommt es häufiger zu frühen Eisprüngen, doppelten Eisprüngen (hallo, zweieiige Zwillinge!) und unregelmäßigen Zyklen. Das heißt keineswegs, dass man nicht mehr fruchtbar ist – und auch nicht, dass NFP keinen Sinn mehr macht. Auch in den Wechseljahren kann man den Zyklusverlauf problemlos mit der symptothermalen Methode beobachten und bekommt so täglich Einsicht in den hormonellen Umschwung.

---

* In der Stillzeit natürlich zu verhüten ist möglich, aber allein »mit Stillen verhüten« ist unsicher – man muss diverse Regeln kennen und beachten.

Auf Julia traf keine dieser »Sondersituationen« zu. Ihre Ursache lag woanders, sie kannte sie bereits – nur der Umgang damit fiel ihr noch schwer. Falls auch du in keiner der erwähnten Lebensphasen bist und trotzdem unregelmäßige Zyklen hast, wäre meine nächste Frage, ob deine Zyklen nur sporadisch oder dauerhaft aus der Reihe tanzen.

Denn auch bei Erwachsenen im reproduktiven Alter, die die Pubertät hinter sich und die Perimenopause vor sich haben, gibt es zwischendurch mal ungewöhnliche Zyklen. Erst wenn sie mehrmals aufeinanderfolgen, braucht der Körper vermutlich Unterstützung, um ins Gleichgewicht zu kommen. Um sie ihm zu geben, solltest du die potenziellen Ursachen kennen.

WORAN LIEGT ES NUR?

»Bin ich schwanger?«, fragen sich viele Personen, wenn ihre Menstruation nicht kommt, obwohl sie der Kalender (oder die App) schon vor Tagen oder Wochen prognostiziert hat. Nicht zu Unrecht, denn kein Verhütungsmittel schützt zu 100 Prozent. Auch wenn es bei korrekter Verhütung unwahrscheinlich ist, sollte man abklären, ob eine Schwangerschaft besteht.

Schwierig wird das natürlich, wenn sich die Periode immer wieder aufs Unbestimmte verzögert. Die Lösung liegt auch hier in der Zyklusbeobachtung, die Julia und vier weitere Frauen in meinem Kurs gemeinsam lernten. Dazu gleich mehr. Halten wir zunächst fest: Wenn man nicht schwanger ist, liegt der Grund woanders.

Lebensstil

- → Zu wenig Essen, Nährstoffmängel, einseitige Diäten (z. B. Low Carb) und lange Fasten-Intervalle
- → Häufiger, intensiver Sport bzw. Leistungssport bei gleichzeitig kalorienarmer Ernährung
- → Untergewicht, Übergewicht sowie starke Gewichtsveränderungen in kurzer Zeit
- → Drogenkonsum (einschließlich Alkohol und Zigaretten)
- → Stress

Krankheiten

Hinter unregelmäßigen Zyklen können mehrere Krankheiten beziehungsweise Störungen stecken. Eine davon hat Julia: das *Polyzystische Ovarialsyndrom* (PCOS). In manchen Fällen wird es vorschnell oder auch verzögert diagnostiziert, in anderen Fällen nicht einmal abgeklärt. Einmal erzählte mir eine Bekannte von ihren monatelangen Zyklen und fragte mich nach möglichen Gründen. Auf meine Rückfrage, ob PCOS bei ihr ausgeschlossen worden sei, sagte sie: »PCO... was? Das hör ich gerade zum ersten Mal.«

Das ist fatal, denn das PCO-Syndrom ist eine der häufigsten hormonellen Störungen. Etwa zehn Prozent aller Menschen mit Zyklus sind davon betroffen. Allerdings ist die genaue Definition immer noch umstritten, seit den 1990er-Jahren wurden unterschiedliche diagnostische Kriterien genannt. Klar ist, dass es sich um eine Gruppe von Symptomen handelt – und dass »Zysten« im Ultraschall nicht für eine Diagnose ausreichen.[91]

Die neueste Definition aus dem Jahr 2009 stammt von der Androgen Excess and PCOS Society (AE-PCOS). Laut ihr müssen für eine sichere Diagnose die folgenden drei Punkte zutreffen:[92]

- Unregelmäßige oder ausbleibende Menstruationen und/oder Zysten an den Eierstöcken
- Erhöhte Androgene/»männliche« Hormone beziehungsweise Symptome davon: Akne, vermehrter Wuchs von Gesichts- und Körperbehaarung, Haarausfall
- Andere Krankheiten beziehungsweise Ursachen für den Androgenüberschuss oder dessen Symptome wurden ausgeschlossen.

Steht die Diagnose fest, kann man ermitteln, welchen PCO-Typen man hat – denn davon gibt es mehrere. Behandlung und Lebensstil können entsprechend variieren.

Schilddrüsenfunktionsstörungen: Sowohl eine Schilddrüsenunterfunktion als auch eine Überfunktion kann zu Zyklusstörungen führen. Sie werden per Blutuntersuchung diagnostiziert. Je nach Kontext kommen weitere Diagnoseverfahren wie Ultraschall hinzu. Eine Unterfunktion betrifft ungefähr zehn Prozent aller Frauen, eine Überfunktion nur etwa ein Prozent aller Menschen, Frauen aber häufiger. Schilddrüsenwerte zu testen ist bei Zyklusproblemen daher essenziell – und die Normwerte sollte man hinterfragen. Denn was laut Labor noch okay ist, kann bei Frauen und Menschen mit Zyklus bereits zu Problemen führen.

Hashimoto-Thyreoiditis: Die nach ihrem Entdecker Hakaru Hashimoto benannte Autoimmunerkrankung führt dazu, dass der Körper irrtümlich das Gewebe der Schilddrüse angreift. Diagnostiziert wird Hashimoto per Blutuntersuchung, bei der zusätzlich zu den gängigen Schilddrüsenwerten Antikörper getestet werden. Im Ultraschall kann die Größe und Struktur der Schilddrüse begutachtet werden. Betroffen sind je nach Schätzung vier bis zehn Prozent der Frauen.

Hyperprolaktinämie bezeichnet erhöhte Prolaktinwerte im Blut.

Das Androgenitale Syndrom (AGS) umfasst, obwohl im Singular geschrieben, nicht eine spezifische Krankheit, sondern mehrere erblich bedingte Stoffwechselstörungen. Ihre Gemeinsamkeit liegt darin, dass zu viele Sexualhormone und zu wenig Cortisol gebildet werden.[93] Manche Formen der AGS werden bereits im Screening nach der Geburt eines Babys entdeckt. Andere erst später bei Blutuntersuchungen von Nebennierenhormonen, Androgenen und ACTH-Stimulationstests.[94]

Medikamente

Nimmst du regelmäßig Medikamente ein? Manche Psychopharmaka (Antidepressiva, Neuroleptika), Medikamente gegen Epilepsie (Antikonvulsiva), Diuretika (entwässernde Medikamente) und Blutdruck-Medikamente können Zyklusstörungen begünstigen.

UND JETZT – WAS TUN?

Vielleicht ist dir die ein oder andere Sache aufgefallen, die auf dich zutrifft. Auch ich finde mich in einigen wieder; manche haben meinen Zyklus beeinflusst, andere nicht. Weil die Ursachen für unregelmäßige Zyklen so divers sind, würde es den Rahmen sprengen, jede mögliche Strategie für jeden möglichen Grund zu beschreiben. Stattdessen empfehle ich dir drei Schritte, die unabhängig davon funktionieren.

Deine Zyklen aufzeichnen – vor allem deine Temperatur

Ich halte daran fest: Den Zyklus systematisch zu dokumentieren ist das Smarteste, was man machen kann – erst recht bei chaotischen Verläufen. Durch tägliche Beobachtung kannst du mehr Gesundheitsdaten sammeln als deine Ärztin oder dein Arzt. Blut- und Speicheltests sind immer eine Momentaufnahme – zwar eine wichtige, aber eben auf einen einzelnen Zeitpunkt begrenzt. Mit Körperbeobachtung hingegen erhebst du Gesundheitsdaten über einen unbegrenzten Zeitraum hinweg. Bei unregelmäßigen Zyklen ist die Aufwachtemperatur das aufschlussreichste Körperzeichen. Sie zeigt dir, ob du Eisprünge hast, und falls ja, in welchem Zeitraum. Außerdem siehst du an der Dauer deiner Temperaturhochlage, ob du einen Progesteronmangel hast. Dauert sie kürzer als zehn Tage, ist das ein deutlicher Hinweis darauf.

Julia begann während des Kurses, ihre Temperatur zu dokumentieren. Zu Beginn lag sie bei um die 37 °C, was erfahrungsgemäß eher der Lutealphase entspricht als der Follikelphase. Und tatsächlich: Kurz darauf bekam Julia ihre Periode. Ihre Temperatur sank prompt auf etwa 36,6 °C. »Mein Körper hat sich wohl für den Kurs entschlossen mitzumachen«, sagte sie begeistert. Tatsächlich hatte sie vermutlich kurz vor Kursbeginn einen Eisprung gehabt – und Julia in der Lutealphase mit ihren Messungen begonnen. Einen Beweis dafür gibt es zwar nicht, schließlich fehlten die Daten aus der Follikelphase, beim nächsten Zyklus aber würden wir mehr wissen.

Neben der Temperaturmessmethode ist es sinnvoll, den Zervixschleim oder die Veränderungen des Muttermunds zu beobachten. So verfolgt man die Zyklusphasen und Hormonschwankungen täglich mit und erhöht die Achtsamkeit sich selbst und dem eigenen Körper gegenüber. Falls man schwanger werden möchte, kann man dadurch die Chancen maximieren und die hochfruchtbaren Tage ausnutzen. Je flüssiger, dehnbarer und klarer der Zervixschleim (und umso nasser/rutschiger das Empfinden am Vaginaleingang) ist, umso wahrscheinlicher ist eine hohe Fruchtbarkeit. Ein weicher, geöffneter und hoch in der Vagina stehender Muttermund weist ebenso darauf hin.

Bei sehr langen Zyklen ist es möglich, dass sich Zervixschleim und Muttermund mehrmals nach diesem Muster verändern. Solche Verläufe weisen auf einen schwankenden Östrogenspiegel hin: Er steigt mehrmals an, es reicht aber (noch) nicht für einen Eisprung. Trotzdem sollte man jede dieser Phasen für Sex beziehungsweise Befruchtung nutzen, wenn man einen Kinderwunsch hat. Und mit Glück sieht man dann irgendwann, dass rund um den letzten Zervixschleim-Höhepunkt die Temperaturhochlage beginnt. Wenn man schwanger wird, bleibt sie dauerhaft hoch. Wenn nicht, besteht sie etwa 10 bis 16 Tage – dann folgt die Menstruation.

So ging es Julia in ihrem zweiten, vollständig aufgezeichneten Zyklus. Sie bemerkte an Zyklustag 17 und 18 sowie an Tag 42 und 43 hochfruchtbaren Zervixschleim. Doch erst beim dritten Anlauf, an Zyklustag 57 und 58, stieg auch ihre Temperatur und blieb erhöht. Ihre Periode kam an Zyklustag 72 – der dadurch zu Tag 1 eines neuen Zyklus wurde.

Mit einem bestätigten Eisprung und einer Lutealphase von 14 Tagen war Julias Zyklus absolut fruchtbar. Hätte sie einen Kinderwunsch und in der letzten Zervixschleim-Phase Sex gehabt, wäre ihre Chance auf eine Schwangerschaft hoch gewesen.

Bleibt die Temperatur hingegen niedrig, ist die nächste »Periode« eine Durchbruchblutung. Ein Eisprung hat dann nicht stattgefunden.

Die Ursache suchen

Die Körperbeobachtung ermöglicht besonders bei unregelmäßigen Zyklen drei Dinge, die sonst ziemlich schwierig wären: Du kannst vorhersehen, wann die nächste Menstruation kommt, bei Kinderwunsch schnell(er) schwanger werden und einschätzen, wie stark die Zyklusstörung ist. Letzteres hängt nämlich nicht nur von der Zykluslänge ab. Julias 71-Tage-Zyklus war fruchtbar, ein 28-Tage-Zyklus ohne Eisprung oder mit verkürzter Lutealphase wäre es nicht. Allein dieses Wissen nimmt Leidensdruck und gibt Autonomie. Das bestätigte mir auch Anne Schmuck, zertifizierte Beraterin für NFP nach Sensiplan: »Unter meinen Klientinnen mit Kinderwunsch waren bisher vier Frauen, deren Zyklen sehr unregelmäßig waren und die schon lange versuchten, schwanger zu werden. Vor der Beratung hatten sie große Schwierigkeiten mit der Bestimmung der hochfruchtbaren Phase. In zwei Fällen waren zusätzlich die Spermien nicht optimal, sodass das Timing umso wichtiger war. Für alle vier war NFP neben der Erfüllung ihres Kinderwunsches auch ein großer Schritt zu mehr Selbstbestimmtheit im Umgang damit.«

Auf Dauer wünscht man sich meistens, den Zyklus ins Gleichgewicht zu bringen. Dafür muss man sich der Wurzel der Zyklusstörung nähern. Hier hilft eine bewusste Reflexion: Wie steht es um Ernährung, Bewegung und das gesamte körperliche und psychische Wohlbefinden? Wie viel und gut schläft man – oder nicht? Wie sieht es mit Stress aus – daran denkend, dass Stress nicht unbedingt Überstunden in der Arbeit bedeutet, sondern viele Facetten hat?

Nachdem man auf Arzttermine, gerade in der Endokrinologie, oft lange warten muss, lohnt es sich, rechtzeitig welche zu vereinbaren, um seinen Hormonstatus zu checken, die Schilddrüse zu prüfen (das geht auch in der hausärztlichen Praxis) oder das PCO-Syndrom abzuklären. Auch dabei bietet die eigene Zyklusbeobachtung eine wichtige Hilfe, denn oft wird das Blut standardisiert an den Zyklustagen 3 bis 5 und 19 bis 23 abgenommen. Dabei wird von einem 28-Tage-Zyklus mit Eisprung an Tag 14 ausgegangen. Hätte Julia ihren Progesteronwert an Zyklustag 21 bestimmen lassen, wäre er katastrophal niedrig ausgefallen – schließlich hatte sie noch keinen Eisprung gehabt. Der richtige Zeitpunkt wäre in ihrem Fall rund um den 64. Zyklustag gewesen.

Wenn du vermutest, dass Medikamente deine unregelmäßigen Zyklen ausgelöst haben könnten, konsultiere den Beipackzettel (findet man auch online) und halte Rücksprache mit den behandelnden Ärzt*innen. Vielleicht hat in deinem Fall das Medikament Vorrang vor der Zykluslänge, vielleicht kannst du auf ein anderes Präparat wechseln. Du hast jedenfalls das Recht – und nun auch das Wissen –, solche Angelegenheiten anzusprechen.

Auf Basis der Ursache einen Plan erstellen – und Geduld einkalkulieren

Vermutest oder kennst du die Ursache(n), kannst du dich weiter informieren und das Vorgehen mit Fachpersonen besprechen. In manchen Fällen werden Medikamente empfohlen, in anderen »nur« eine Anpassung des Lebensstils, manchmal beides. In Bezug auf Schmerzen und Stressreduzierung unterstützen dich die Tipps und Informationen aus den Kapiteln »Was, wenn es wehtut?« und »Under Pressure«. Klar ist aber auch, dass dieses Buch nicht auf alle gesundheitlichen Probleme eine Antwort geben kann. Stattdessen möchte ich dich ermutigen, Expert*in für deinen Zyklus zu werden und selbstbewusst für deine Gesundheit einzustehen.

Übrigens: Auf deinem Weg zu einem regelmäßigen Zyklus darfst und solltest du Zeit einplanen, mindestens drei Monate. So lange braucht ein Follikel nämlich vom Ruhezustand bis zum Eisprung.[95]

Als ich begann, @nfp.by.leni auf Instagram zu folgen, stand in ihrer Bio noch »NFP trotz Schichtdienst und PCOS«. Sie beobachtete ihre Zyklen symptothermal, selbst wenn sie monatelang dauerten, und klärte über die Vorteile auf. Doch nach einer Zeit änderte sie ihre Profilbeschreibung – weil sich ihre Zyklen verändert hatten. Die Länge hatte sich nach drei Monaten regelmäßigem Kraftsport normalisiert. Dieser verbessert die Insulinsensitivität, was bei der insulinresistenten Form des PCO-Syndroms extrem hilfreich sein kann – und auch sonst vorbeugend hilft. Obwohl Leni nicht von diesem PCO-Typ betroffen war, tat ihr Kraftsport gemeinsam mit Akupunktur sehr gut. Heute liegen ihre Zyklen mit 33 bis 40 Tagen überwiegend im Normbereich.

Der Zyklus-Kurs, in dem Julia mitmachte, endete im Januar 2021. Ihre Begeisterung für das Thema hielt aber an. Als ich sie fragte, ob ich ihre Geschichte in diesem Buch erzählen dürfte, sagte sie Ja – und gab mir ein Update: Ihre Zwischenblutungen seien seltener geworden. »Ich denke, dass das mit weniger Stress und mehr Essen zu tun hat«, meint sie. Lange Zyklen hat sie bis heute, doch dank ihres Wissens kann sie besser damit umgehen. »Früher habe ich mir meinen Zyklus nur weggewünscht. Aber seit ich ihn verstehe und beachte, habe ich viel über mich gelernt. Ich merke, wie er meine Stimmung beeinflusst. Ich verstehe, was mir mein Zervixschleim sagt, statt ihn eklig zu finden. Außerdem frage ich bei der Ärztin genauer nach und lasse mich nicht abfertigen.«

Am meisten interessierte mich, wie es inzwischen um ihre Ängste stand. Denn ständig eine Schwangerschaft oder einen frühen Abgang zu fürchten war damals wirklich belastend für sie. »Das habe ich völlig hinter mir gelassen. Ich verstehe meinen Körper ja jetzt.« Ich würde sagen: Mission completed. Für Julia – und für mich.

Men(s)t(ru)al Health: Was der Zyklus mit psychischer Gesundheit zu tun hat

Ich bin eine Versagerin. Ich kriege mein Leben nicht auf die Reihe. Alle sind erfolgreich, nur ich nicht. Willkommen in meinem Kopf zwei Tage vor der Periode.

Dass du gerade dieses Buch liest, ist einer von vielen Beweisen, dass diese Aussagen nicht stimmen.* Es zeigt außerdem, dass du nicht allein bist, falls du in der prämenstruellen Phase ähnliche Gedanken hast. Viele Frauen und Menschen mit Zyklus haben sie – zumindest in einem gewissen Maß. Wie lang und wie intensiv solche Stimmungstiefs sind, hat auch damit zu tun, ob es sich um eine normale zyklische Schwankung handelt oder um schweres PMS bis hin zu PMDS (Prämenstruelle Dysphorische Störung).

Bei mir blitzen die oben genannten Gedanken nur kurz auf, und ich weiß, wie ich ihnen begegnen kann. Dadurch beeinträchtigen sie meinen Alltag nur selten. Doch wie man die prämenstruelle Phase erlebt,

* Und auch wenn ich kein Buch geschrieben oder nichts beruflich erreicht hätte, wäre ich genauso wertvoll. Du natürlich auch: »Auch ohne Bestnoten und Ruhm bist du genug. Einfach so!«, schreibt Jan Lenarz im Projektplaner *Ein gutes Projekt*.

ist sehr unterschiedlich. Manche merken nichts, die Mehrheit bewegt sich irgendwo im mittleren Bereich – und manche stürzen in Verzweiflung.

»Mein Leben läuft so falsch.« »Ich möchte in der Sofaritze verschwinden und nie wieder auftauchen.« »Meine Kolleginnen reden schlecht über mich, weil ich nicht genug arbeite.« »Ich hasse alles und will einfach nur weg.« »Boah, was habe ich für eine Wampe?!« »Ich kann gar nichts.« All das sind Gedanken und Selbstbilder von Frauen in der prämenstruellen Phase, die mich über Instagram erreichten.

Wie wirken solche »Geständnisse« auf dich? Erschreckend? Empowernd? Einfach ehrlich? Alles ist erlaubt. Mir schrieben jedenfalls mehrere Frauen, dass es ihnen guttat, die Sätze zu lesen – sie fühlten sich weniger allein. »Geteiltes Leid ist halbes Leid« ist eben nicht nur ein Spruch. Wir sind soziale Wesen und möchten uns nicht unnormal, sondern akzeptiert und gesehen fühlen. Der Austausch über prämenstruelle Probleme kann also heilsam sein.

Doch es hat Gründe, dass das Darüberreden, vor allem im öffentlichen Raum, nicht einfach ist. Wer über den Zyklus und über psychische Probleme spricht, berührt zwei Tabuthemen auf einmal. Beide sind begleitet vom Vorurteil, man habe sich selbst nicht im Griff. Beide passen nicht zum kapitalistischen Ideal, Tag für Tag produktiv zu sein. Auch Geschlechterstereotype spielen eine enorme Rolle: Jahrtausendelang galten der Menstruationszyklus und die damit verbundenen hormonellen Schwankungen als krankhaft und Frauen deshalb als nicht zurechnungsfähig. »Jede Menstruation ist eine grundsätzliche Enttäuschung der Natur. Sie ist die blutige Träne, welche die Frau ihrem verlorenen Kinde nachweint« – das verzapfte der Gynäkologe Eberhard Schätzing noch 1954 in seinem Buch *Die verstandene Frau.*[96]

Verstanden fühlten sich Menstruierende davon wohl genauso wenig wie von der Diagnose »Hysterie«, die bis 1980 im US-amerikanischen Handbuch für psychische Störungen, *Diagnostic and Statistical Manual of Mental Disorders* (DSM) stand. Im Alltag wird das Adjektiv »hysterisch« immer noch genutzt, oft für Frauen, die aufgebracht wirken. Die Wortbedeutung kennen wenige, sie lautet »den Uterus betreffend«.

Angesichts all dessen ist es kaum erstaunlich, dass sich Menschen mit Zyklus genau überlegen, ob sie hormonelle Schwankungen als Ursache für ihr Unwohlsein angeben. Schließlich will man nicht denjenigen eine Steilvorlage geben, die ihren Sexismus mit Sprüchen wie »Hast wohl deine Tage?« in die Welt plärren. Bezeichnenderweise habe ich diesen Satz nur gehört, wenn ich nicht meine Periode, aber einen berechtigten Kritikpunkt hatte.

Aber immerhin: Wir befinden uns im 21. Jahrhundert, nicht im Jahr 1980 oder gar 1954. Es gibt neue wissenschaftliche Erkenntnisse und ein wachsendes Bewusstsein für den Zyklus. Deshalb ist es Zeit, über psychische und menstruelle Gesundheit zu sprechen.

Wissenschaftlich ist schon lange geklärt, dass der Menstruationszyklus nichts Negatives, sondern ein gesunder Prozess ist. In der Gesellschaft ist das erstaunlich wenig angekommen. Im Englischen wird *hormonal* sogar als Beleidigung verwendet. Die Naturheilkundlerin Lara Briden nennt das »absurd«: »Es impliziert, dass weibliche Hormone an sich negativ für die Stimmung sind, was einfach nicht wahr ist.«[97]

Recht hat sie. Denn in einem gesunden, unauffälligen Zyklus gleichen sich Östrogen und Progesteron aus und wirken gemeinsam positiv auf Gesundheit und Wohlbefinden. Sie sorgen unter anderem für einen guten Knochenbau und Knochendichte, halten den Blutzuckerspiegel in Schach und helfen, den Wasserhaushalt zu regulieren – um nur einige Beispiele zu nennen. Auch die Stimmung beeinflussen die Hormone positiv, wenn sie im Gleichgewicht sind: Östrogen wirkt tendenziell stimmungsaufhellend und aktivierend, während Progesteron für Entspannung, Ausgeglichenheit und guten Schlaf sorgt.

Beschwerden entstehen, wenn eines der Hormone zu stark oder zu wenig vorhanden ist, zum Beispiel im Fall von Progesteronmangel. Schwierig wird es auch, wenn die Lebensumstände nicht zum zyklischen Rhythmus passen, zum Beispiel, weil man dem normalen Rückzugsbedürfnis während der prämenstruellen Phase keinen Raum geben kann. Ich merke den Unterschied deutlich, ob ich gerade auf einer stressigen Dienstreise bin oder mich unter einer Kuscheldecke vergraben kann.

Wenn man Beschwerden hat, erkennt man oft nicht auf Anhieb, ob sie nun von einem Hormonungleichgewicht, von äußeren Umständen oder von beidem verursacht wurden. Mit Selbstbeobachtung und den passenden Untersuchungen findet man es aber in der Regel nach und nach heraus. Die Symptome ernst nehmen sollte man auf jeden Fall. Denn manchmal steckt hinter ihnen auch eine Krankheit, für die erst in den letzten Jahren Bewusstsein aufkommt: PMDS, die Prämenstruelle Dysphorische Störung. Doch wie kann man normale zyklische Schwankungen, PMS und PMDS voneinander unterscheiden?

NORMALE ZYKLISCHE SCHWANKUNGEN

Ich gebe zu, dass selbst mir es manchmal schwerfällt, es zu akzeptieren, aber: Menschen mit Zyklus funktionieren nicht jeden Tag gleich. Es ist normal, dass die Energie zum Eisprung hin steigt und in den Tagen vor der Periode fällt. Dass man im letzteren Fall mehr Schlaf, Ruhe und Essen möchte, auch. Man sollte auf diese Bedürfnisse eingehen, statt sie zu verurteilen.

PMS – DAS PRÄMENSTRUELLE SYNDROM

PMS, kurz für Prämenstruelles Syndrom, wird zwar im Singular geschrieben, umfasst aber eine Vielzahl möglicher Symptome. Das Grundkriterium ist, dass die Beschwerden nicht dauerhaft, sondern erst nach dem Eisprung auftreten und zu Beginn oder während der Periode wieder abklingen. Lara Briden zufolge sind die häufigsten körperlichen Symptome Wassereinlagerungen, Schlafprobleme, Blähbauch, Heißhunger, Müdigkeit, Benommenheit, Brustschmerzen und unreine Haut. Das emotionale Ungleichgewicht äußert sich etwa durch Gereiztheit, Angst, Niedergeschlagenheit oder Weinerlichkeit.[98]

Je nach Schätzung kennen 75 bis 90 Prozent der Menstruierenden leichte PMS-Symptome[99], 20 bis 40 Prozent mittlere[100].

PMDS – DIE PRÄMENSTRUELLE DYSPHORISCHE STÖRUNG

Bei circa zwei bis acht Prozent (laut dem Vivantes-Klinikum Spandau sogar bis zu 15 Prozent[101]) der Frauen im reproduktiven Alter sind prämenstruelle Symptome so heftig, dass sie als Krankheit eingestuft werden: PMDS, die Prämenstruelle Dysphorische Störung (auf Englisch PMDD – Premenstrual Dysphoric Disorder). Betroffene fühlen sich oft, als seien sie in der Phase vor der Periode eine andere Person und verlören die Kontrolle über ihr Leben. Lethargie, Aggressivität, Hoffnungslosigkeit bis hin zu Suizidgedanken können auftreten. Die Ursachen von PMDS sind noch nicht vollständig geklärt, die Abgrenzung zu PMS nicht immer eindeutig. Es wird vermutet, dass die Betroffenen das natürliche Progesteron, das nach dem Eisprung gebildet wird, nicht »vertragen«. Der Körper baut es nicht, wie eigentlich vorgesehen, zu Allopregnanolon um, welches beruhigend und schlaffördernd wirken würde. So erklärt es die Gynäkologin Anke Schwenkhagen in einem Interview mit der Apotheken-Umschau.[102] Die Chefärztin Stephanie Krüger, die das Zentrum für seelische Frauengesundheit an zwei Standorten in Berlin leitet, zu denen auch eine PMDS-Therapiegruppe gehört, erzählte mir im Gespräch, dass auch ein ausbleibender oder zu geringer Progesteronanstieg nach dem Eisprung ein Grund für PMDS sein kann. Bei PMDS-Betroffenen mit normalem Progesteronspiegel nach dem Eisprung besteht der Verdacht, dass sie Antikörper auf Progesteron bilden: Bei ihnen verschlimmern sich die Symptome bei der Einnahme dieses Hormons, während bei allen anderen eine Linderung eintritt.

Auch zur Diagnose von PMDS gibt es unterschiedliche Meinungen. Stephanie Krüger findet es am wichtigsten, dass die Patient*innen ihre Symptome für mehrere Zyklen auf Papier oder in einer App dokumentieren, um zu prüfen, ob die Symptome ausschließlich in der Lutealphase auftreten. Dabei sei auch der subjektive Leidensdruck ausschlaggebend.

Laut DSM-5 (der 5. Auflage des oben erwähnten *Diagnostic and Statistical Manual of Mental Disorders*) sollten mindestens fünf Symptome aus einer Liste von elf zutreffen, um die PMDS-Diagnose zu bestätigen. Wichtiger als die Anzahl der Symptome scheint jedoch ihr Schweregrad zu sein.

Etwas anderes als PMDS ist die sogenannte prämenstruelle Verschlimmerung psychischer oder körperlicher Beschwerden. Wenn diese auftreten, sollte man an der Ursache arbeiten, die dann nicht im Zyklus begründet liegt. Dennoch kann Zyklusbewusstsein helfen, mit der temporären Verschlimmerung besser umzugehen.

Das bestätigte mir auch die Verhaltenstherapeutin Steffi Stötzner. Wir kamen in Kontakt, weil sie auf das Zyklus-Booklet *Know Your Flow**,

* Danke an das Team von ooia für die Idee und die Erlaubnis, den Titel auch diesem Buch zu geben!

das ich gemeinsam mit der Periodenunterwäschemarke ooia veröffentlichte, mit einer begeisterten E-Mail reagierte. Einigen Patient*innen sei nicht bewusst, welche Rolle der Zyklus in ihrem psychischen Wohlbefinden spiele. Deshalb war sie dankbar für das Büchlein, das eine Einführung in das Thema gab. Und ich für die Gelegenheit, ihre psychotherapeutische Sichtweise zu hören.

»Zusammenhänge von Körper, Gedanken, Gefühlen und Verhalten zu erkennen – das zählt zu den Grundprinzipien der Verhaltenstherapie. Und das betrifft eben auch den Zyklus«, sagt Steffi Stötzner. Doch das Bewusstsein dafür sei in der Gesamtbevölkerung eher gering. So komme es vor, dass sich Frauen mit psychischen Erkrankungen wie einer Depression oder Angststörung Druck machten, wenn sie vermeintliche Rückschritte bemerkten – obwohl es nur eine kurzfristige Verschlimmerung im Zusammenhang mit der Zyklusphase ist.

Meistens sind die Tage vor oder zu Beginn der Periode schwierig. Doch auch die Tage rund um den Eisprung können herausfordernd sein, denn die Hormonspiegel ändern sich täglich rapide. Außerdem kann ein erhöhter Östrogenspiegel Angstsymptome verstärken. Manchmal, erzählte mir Steffi Stötzner, kämen aber auch Frauen in ihre Praxis, die sich fragten, ob sie eine psychische oder psychosomatische Störung haben, bis sich herausstellte, dass sie die Symptome nur einige Tage pro Zyklus haben und es um ein zyklusbedingtes Problem, nicht um eine psychische Erkrankung geht.

Unabhängig davon, welche Diagnose am Ende steht oder verworfen wird: »Den Einfluss des Zyklus zu verstehen ist eine große Erleichterung für die Betroffenen. Sie können dann einschätzen, wie belastbar sie in welcher Zyklusphase sind. Das hilft ihnen, milder mit sich selbst zu werden und sich nicht konstant das Gleiche abzuverlangen.«

Ich freue mich, dass Therapeut*innen wie Steffi Stötzner Zykluswissen weitertragen. Doch insgesamt ist das Bewusstsein für PMS, PMDS und zyklusbedingte psychische Symptome noch nicht besonders weit verbreitet – oft auch nicht bei Fachpersonen aus den Bereichen Psychologie, Psychiatrie und Gynäkologie.

Stephanie Krüger bestätigte mir, dass den Betroffenen der Zusammenhang zwischen Zyklus und Psyche oft nicht klar ist. Deshalb steht bei den ersten Sitzungen in der Gruppentherapie für PDMS-Betroffene die Aufklärung über das Krankheitsbild im Fokus. »Oft weinen Patientinnen vor Erleichterung, weil sie merken: Ich bin nicht verrückt oder ein schlechter Mensch. Es ist eine neurohormonelle Störung.« Das nehme viel Druck. Gegen Mitte und Ende der 16-teiligen Gruppentherapie lernen die Teilnehmenden auch Strategien, um mit PMDS umzugehen. Damit sie verinnerlichen: Ich bin nicht schuld an meiner PMDS, aber ich bin ihr auch nicht hilflos ausgeliefert.

Wenn du dich fragst, ob du von PMDS oder schwerem PMS betroffen sein könntest, gibt ein spezifisches PM(D)S-Tagebuch Aufschluss, in das du deine Symptome einträgst und diese an jedem Zyklustag von 0 (nicht vorhanden) bis 4 (extrem vorhanden) einstufst. Eine Vorlage findest du auf der Website der Psychotherapeutin Almut Dorn.[103]

Die Therapie richtet sich (auch) nach der Ursache – und je klarer die Diagnose, desto besser. Doch ich weiß auch, wie lange man teilweise auf einen Termin wartet und wie lange es dauern kann, bis man ernst genommen wird. Deshalb ist Selbstbeobachtung und Selbsthilfe ein wichtiger aktiver Schritt. Ob PMS, PMDS oder prämenstruelle Verschlimmerung – das Ziel ist immer, dass es dir auf Dauer besser geht. Sehen wir uns einige Strategien an, die sich bei zyklusbedingten psychischen Beschwerden bewährt haben.

Übrigens: Wenn dein Leidensdruck bereits sehr hoch ist, sind auch medikamentöse Therapien eine völlig valide Option. Auch auf sie gehe ich weiter unten kurz ein. Diese kann natürlich nur ein*e Mediziner*in verschreiben und begleiten.

WAS HILFT GEGEN PSYCHISCHE BESCHWERDEN IM ZYKLUS?

Meistens ist es sinnvoll, zunächst mit einer Anpassung des Lebensstils zu beginnen. Im Folgenden findest du einige Strategien, die sich bei PMS und PMDS als hilfreich erwiesen haben:

- Entspannungstechniken: Autogenes Training, progressive Muskelentspannung und Atemübungen können die Symptome lindern. Beim *autogenen Training* beeinflusst man sich mit eigenen, wiederholten Gedanken (z. B. »Mein linker Arm ist ganz schwer«), bis man in einen Zustand der Entspannung gerät, ähnlich einer Trance. Bei der *progressiven Muskelentspannung* spannt man nach und nach einzelne Muskelgruppen an und entspannt sie wieder – in gleichmäßigen Intervallen. Manche Krankenkassen übernehmen Präsenz- oder Onlinekurse, die diese oder ähnliche Techniken lehren. *Atemübungen* kommen in verschiedenen Entspannungs- und Meditationstechniken vor. Manche dauern nur 60 Sekunden. Das schafft man vielleicht auch noch, wenn man kurz davor ist, Familie oder Kolleg*innen anzubrüllen.
- Bei Achtsamkeitstechniken *(mindfulness)* geht es nicht vorwiegend um körperliche Übungen, sondern um das bewusste, urteilsfreie Wahrnehmen des Moments – einschließlich der eigenen Gedanken. Man kann einen prämenstruellen Gedanken wahrnehmen und kurz benennen *(noting)*, ihn nicht bewerten *(non-judging)* und weiterziehen lassen. Weitere wichtige Konzepte sind Mitgefühl und Selbstmitgefühl *(compassion and self-compassion)*. In angeleiteten Meditationen kann man diese Techniken üben, beispielsweise mit Apps wie Headspace, Calm oder Insight Timer. Auch Bücher zum Thema können helfen. Letztlich ist Achtsamkeit eine Lebenshaltung.
- Sport und Bewegung: Manche Betroffene berichten, dass sie Yoga

gut »runterbringt«, womöglich durch die Verbindung geistiger und körperlicher Konzentration. Andere macht allein die Vorstellung eines schief gesungenen Oms aggressiv. Offen sein, aber nichts machen, was einem*r völlig gegen den Strich geht, ist eine gesunde Devise. Wenn man einen vermuteten oder nachgewiesenen Progesteronmangel hat, sollte man Cardiotraining eine Chance geben: Eine Studie deutet darauf hin, dass es die Bildung dieses Hormons anregt, erzählte mir Stephanie Krüger. Auch Aktivitäten, bei denen man Sonnenlicht und frische Luft bekommt, sind empfehlenswert. Das kann eine Runde mit dem Rad sein oder Zirkeltraining im Park.

- Stressreduzierung und Stressmanagement: Eine These, warum PMDS verstärkt Mitte bis Ende dreißig auftritt, ist, dass sich viele Frauen und Menschen mit Zyklus dann in der Rushhour des Lebens befinden – also der Alltagsstress so stark ist, dass auch die PMDS-Symptome explodieren. Blättere also gern noch einmal zum Kapitel »Under Pressure« zurück, wenn du hierzu Anregungen brauchst.
- Psychotherapie: Auch wenn PMDS keine primär psychische, sondern eine neurohormonelle Störung ist, kann eine Therapie beim Umgang mit den Symptomen helfen. Vor allem die Kognitive Verhaltenstherapie hat gute Ergebnisse vorzuweisen. Eine Therapie kann man einzeln oder in einer Gruppe machen. Der Gemeinschaftsfaktor bei einem Tabuthema wie PMDS sei durchaus wertvoll, sagte Stephanie Krüger: »Wenn da 15 Frauen sitzen, die wegen PMDS in Therapie sind, sagen sie sich gegenseitig ehrlich, wenn mal eine aufbraust: ›Mein Gott, guck doch mal in deinen Zykluskalender, wo du gerade bist.‹ Da gab es schon oft Gelächter, denn sie sitzen ja in einem Boot.«
- Ernährung: Ein ausgewogener, nährstoffreicher, entzündungshemmender Ernährungsstil (einschließlich komplexer Kohlenhydrate, gesunder Fette und Proteine) unterstützt alle Zyklusbeschwerden. Wer unter PMS oder PMDS leidet, kann noch ein paar spezifische Zusammenhänge berücksichtigen. Vorsicht ist bei Lebensmitteln geboten,

die Phytoöstrogene enthalten, wie Soja und Bier. Sie unterstützen den Östrogenspiegel, was ungünstig ist, wenn ein (relativer) Östrogenüberschuss und Progesteronmangel vorliegen. Außerdem sollte man Alkohol, Koffein und salzige Lebensmittel gerade in der Lutealphase vermeiden, um Wassereinlagerungen zu reduzieren. Lebensmittel mit Kalium und Magnesium werden hingegen empfohlen. Zu ihnen zählen zum Beispiel Bananen, Kakao, grünes Blattgemüse und Kohl. Außerdem ist es wichtig, ausreichend Wasser zu trinken, um den Flüssigkeitshaushalt zu regulieren.

→ Nicht unterschätzen solltest du die Wichtigkeit, ausreichend und häufig genug zu essen. Denn in der Lutealphase ist der Kalorienbedarf größer – und damit auch der Hunger. Manche Heißhungerattacken entwickeln sich erst, weil man sich nicht erlaubt hat, eine größere Portion oder eine Zwischenmahlzeit zu essen. Ausgewogene, proteinreiche Mahlzeiten helfen dir, den Blutzuckerspiegel stabil zu halten. Große Abstände zwischen den Mahlzeiten oder Intervallfasten hingegen können PMS verstärken. Genießen statt verwehren ist die Devise. Snack-Tipp für den Notfall: Ein paar Datteln oder eine Banane mit purem Nussmus bestreichen.

Die folgenden Konzepte habe ich im Selbststudium und in der Zyklusberatung zusammen mit meinen Klient*innen angewendet und (weiter-)entwickelt:

→ Die Zyklusphasen als innere Jahreszeiten wahrnehmen und den Alltag daran orientieren: Diese Metapher habe ich bereits in der Einleitung und im Kapitel »Zyklische Beziehungen« dieses Buchs beschrieben. Bis heute konnte sie jede Person, mit der ich darüber gesprochen habe, nachvollziehen. Die prämenstruelle Phase entspricht dabei dem inneren Herbst, kurz vor der Periode vielleicht schon dem inneren Winter. Was tut dir in jenen Jahreszeiten gut? Was davon lässt sich auf die Zyklusphasen übertragen? Mir ist beispielsweise aufgefallen, dass ich in der prämenstruellen Phase mehr Input statt Output brauche. Es fällt mir schwerer, zu produzieren, zu schreiben, Inhalte zu kreieren (auch wenn ich von anderen Kreativen schon das Gegenteil gehört habe – es ist also sehr individuell). Stattdessen habe ich ein regelrechtes Bedürfnis, Wissen aufzusaugen, zu recherchieren, mich mit Literatur, Studien und Podcasts zu nähren. All diese Inspirationen fließen dann ab Ende der Periode in meine Arbeit ein. Selbst, wenn du manche Zyklustage – seien es die prämenstruellen, die Periode selbst oder auch die Zeit um den Eisprung – hasst und nichts Positives daran finden kannst, hilft das Bewusstsein für jede Phase. Denn dann weißt du: Nach den schwierigsten Tagen kommen wieder bessere. Und auf die schlechten ist man wenigstens vorbereitet.

→ Eine PM(D)S-Schatztruhe anlegen: Notiere dir Aktivitäten, Personen, Bücher, Rezepte, Snacks ... Alles, was dich in deiner schwierigen Zyklusphase unterstützt. Schreibe sie auf Zettel, und packe sie in eine Box. Wenn du im Gefühlsstrudel nicht mehr weißt, was dir gerade guttut, kannst du spontan darin stöbern. Das geht natürlich auch mit einer Collage sowie einer analogen oder digitalen Pinnwand.

→ Erst mal darüber bluten: »Schlaf erst einmal darüber.« Wir alle kennen diesen Rat bei schwierigen Entscheidungen. Doch manchmal braucht man nicht nur eine zusätzliche Nacht, sondern eine andere Zyklusphase. In der prämenstruellen Phase spüren viele Menschen einen inneren Druck, alles umzuwerfen, abzubrechen, ein neues Leben anzufangen. Das Wahrnehmen dieser Gedanken ist sinnvoll, eine sofortige Umsetzung inmitten des Gefühlschaos eher nicht. Stattdessen kannst du dir das Thema notieren und nach der Periode erneut reflektieren – wenn du also »darüber geblutet« hast. Findest du inzwischen eher amüsant, was vor einigen Tagen ein Ärgernis war? Oder stinkt es dir eigentlich immer noch, auch wenn du in deiner »besseren« Zyklusphase nicht spontan explodierst? Nimm dich ernst, aber nimm dir Zeit für eine bewusste Entscheidung. Wut kann auch ein Wegweiser sein.

Ich hoffe, du konntest in dieser Liste etwas Hilfreiches finden. Vielleicht bist du aber auch genervt: (Fast) alles hast du schon versucht, und trotzdem bedrängen dich deine Symptome jeden Zyklus aufs Neue. Wenn es dir – oder jemandem, den*die du kennst – so geht, kann eine medikamentöse Lösung infrage kommen. Wichtig ist, dass eine korrekte Diagnostik gemacht wird, um eine Verwechslung von PMDS und einer psychischen Erkrankung (z. B. Depression oder Angststörung) auszuschließen. Anschließend gibt es einige weitere Optionen. Sie alle solltest du mit deinem Arzt oder deiner Ärztin besprechen, denn es gilt, diverse Neben- und Wechselwirkungen zu berücksichtigen und abzuwägen.

- Das Verschreiben von Antidepressiva, manchmal lediglich »intermittierend« für einen Teil des Zyklus (z. B. in der Lutealphase). Eine pflanzliche Alternative ist Johanniskraut (Achtung: Dieses kann den Effekt einiger anderer Medikamente aushebeln, unter anderem die Wirksamkeit hormoneller Verhütung).
- Ist ein Progesteronmangel der vermutete Grund für dein PM(D)S, und trotz Anpassung deines Lebensstils konnte er nicht ausgeglichen werden? Dann kann die Zugabe von bioidentischem Progesteron in der Lutealphase hilfreich sein. In manchen Fällen hilft Mönchspfeffer. Er ist frei verkäuflich, dennoch sollte die Einnahme medizinisch abgeklärt werden. Er funktioniert nicht für alle Menschen; unter anderem bei Endometriose raten einige Gynäkolog*innen davon ab.
- Bei prämenstruellen Wassereinlagerungen können Diuretika (entwässernde Medikamente) infrage kommen.
- Auch dic Pille kann man in Betracht ziehen, vor allem, wenn der Verdacht besteht, dass dein Körper negativ auf den Progesteronanstieg

nach dem Eisprung reagiert. Denn die Pille und die meisten hormonellen Verhütungsmittel unterbinden diesen Prozess. Da die Präparate aber auch die Stimmung verschlechtern können, sollte diese Entscheidung ausführlich abgewogen werden.

Achtung Verwechslungsgefahr: Wenn während der Einnahme hormoneller Verhütung PM(D)S-ähnliche Symptome auftreten (z. B. in der Pillenpause), handelt es sich nicht um PM(D)S, sondern um eine Nebenwirkung der Pille. In dem Fall kann es helfen, das Präparat zu wechseln oder die hormonelle Verhütung abzusetzen.

Wie ich schon in der Einleitung zugegeben habe: Auch ich habe manchmal PMS. All mein Wissen, all meine Ressourcen bedeuten nicht, dass ich symptomfrei bin. Es bedeutet aber, dass ich die Ursachen und Einflussfaktoren verstehe und Strategien kenne und nutze. Und das kannst du auch. Dieses und andere Bücher lesen. Einen Kurs machen. Ein PMS-Tagebuch führen. Deine Temperatur beobachten, um zu sehen, wie es um deine Hormonbalance steht. Gute Ärzt*innen wissen, wie wichtig das ist. Auch Stephanie Krügers Ratschlag ist: »Lest, so viel ihr könnt. Informierte Patient*innen wissen manchmal mehr als ihr Arzt.«

Und wenn nichts mehr hilft, hilft Humor. Schließlich kann PMS auch bizarre Blüten treiben. Einmal bekam ich kurz vor der Periode einen werblich aussehenden Brief zugestellt. Darin befand sich das vorgefertigte Dankesschreiben einer Optik-Kette, die mich als besonders treue Kundin lobte. Und auf einmal lief mir eine Rührungsträne über die Wange. Es gibt viele solcher Geschichten. »Ich habe eine Doku über eine Gnu-Herde in Afrika gesehen. Und dann gab es eine Szene, in der die Herde durch einen Fluss musste und auf der anderen Seite wieder raus. War auch noch mit spannungsgeladener Musik untermalt. Ich habe richtig hart geheult«, kommentierte eine Followerin auf Instagram unter mein Brillen-PMS-Bekenntnis. Auch IKEA-Werbung, brasilianische Telenovelas oder fehlendes Essen im Kühlschrank wurden als Gründe für spontane Weinkrämpfe genannt.

Also: Nutze deine prämenstruelle Phase, um zu weinen, zu lachen, Wut und Verletzlichkeit urteilsfrei wahrzunehmen. Freu dich auf den Neustart in einigen Tagen. Überlege, wer und was dich in schwierigen Phasen unterstützen kann. Und zögere nicht, dir professionelle Beratung zu suchen. Denn Mental Health ist genauso wichtig wie Menstrual Health. Beide hängen zusammen, und auf beide haben wir ein Recht.

Oh Baby: Kinderwunsch und vom Druck zu funktionieren

»Fast ein Jahr lang hat es nicht geklappt. Dann war mein Freund auf Dienstreise, und wir haben meine fruchtbaren Tage verpasst. Genau in dem Zyklus bin ich schwanger geworden.« So erzählte es mir eine Bekannte, die ich zufällig in der Wohnung von Freunden traf. Sie war Ende 20, gesund und zufrieden mit dem Leben. Ihr Partner auch. Fruchtbare Bedingungen, könnte man meinen. Dass es trotzdem einige Zyklen bis zur Schwangerschaft dauert, kommt vor. Doch als sie sagte, dass es erst an einem »falschen« Zyklustag funktioniert hatte, horchte ich auf.

In einer unfruchtbaren Zyklusphase kann keine Schwangerschaft entstehen. Selbige liefert ja den Beweis, dass man fruchtbar war. Nur eben zu einem anderen Zeitpunkt als gedacht. Meine Bekannte hatte ihren Eisprung nicht verpasst, er war später eingetreten. Ich fragte mich, ob es in den Monaten davor ähnlich gewesen war. Hatten ihr Partner und sie, salopp gesagt, am fruchtbaren Fenster vorbeigevögelt? Dieses beträgt maximal sechs Tage, nur an einem davon beträgt die Schwangerschaftschance etwa 30 Prozent. Am ersten und letzten fruchtbaren Tag nur bis zu fünf Prozent.[104]

»Jetzt haben wir vermutlich wieder das Zeitfenster verpasst. Dabei haben wir schon so viel Zeit verloren!«, schrieb mir eine andere Freundin und schickte ein weinendes Emoji hinterher. An ihrem Wohnort herrschte strenger Corona-Lockdown. Nach Monaten durfte sie ihren Partner wiedersehen – allerdings erst an Zyklustag 16. Zu spät, um ein Baby zu zeugen, fürchtete sie.

Die beiden Frauen, die sich nicht kannten, hatten eines gemeinsam: Sie schätzten ihre fruchtbaren Tage falsch ein. Sie kannten ihre Zyklen und ihre Körperzeichen nicht, und das führte zu Stress. Das meine ich keineswegs herablassend. Auch will ich nicht behaupten, sie seien kuriose Einzelfälle oder stünden irgendwie auf der Leitung. Nein, ihre Situationen zeigen schlicht beispielhaft, welches Wissen uns vorenthalten wird. Statt Körperkompetenz wurde uns seit der Pubertät vermittelt, man könne jederzeit schwanger werden, sobald sich ein Penis in die Nähe der Vagina bewegte.

»Fruchtbarkeit wird in der Schule in erster Linie als etwas ›zu Verhütendes‹ betrachtet«, schreibt die Hebamme Kareen Dannhauer. »Wenn dann eines Tages der Zeitpunkt gekommen ist und wir uns ein Baby wünschen, stellen wir fest, dass wir gar nicht wissen, wie sich Fruchtbarkeit anfühlt, was dieser komplexe Zyklus überhaupt ist. Und selbst in Frauenzeitschriften erfährt frau noch immer mehr zu ›zentralen weiblichen Kompetenzen‹ wie der fachgerechten Ausführung des perfekten Blowjobs als darüber, woran sie den fruchtbarsten Tag ihres Zyklus erkennt.«[105] Autsch! Die Wahrheit tut weh. Aber wir können sie verändern. Mit Zyklusbeobachtung zum Beispiel. Nur erfahren wenige Menschen davon. Weil bezweifelt wird, dass sie es verstehen. Weil einigen Ärzt*innen selbst das Wissen fehlt. Weil Zeit und Geld im Gesundheitssystem nicht dafür vorgesehen sind. Entweder abwarten oder direkt in eine »Hightech«-Kinderwunsch-Behandlung, das sind laut Kareen Dannhauer oft die Optionen, die Menschen mit Kinderwunsch genannt werden.[106]

Man bedenke, dass Letztere nicht allen Menschen offensteht – ja sogar vielen nicht: Unverheirateten, Singles, Menschen, die es sich finanziell nicht leisten können, queeren Paaren, Personen, die als »zu alt« oder »zu jung« eingestuft werden. Die Gesetzgebung macht den Kinderwunsch auch zu einem Thema von Exklusion und Privilegien – und Körperkompetenz zu einem kleinen, privaten Weg, dagegen anzugehen. Wie bei Jennifer Sutholt, die als Single mit einem guten Freund ihre Co-Elternschaft plante – und direkt im ersten Zyklus schwanger wurde. Sie wandte NFP und LH-Tests an, um den geeignetsten Tag für die Befruchtung zu ermitteln. Diese geschah dann zu Hause mit Becher und Spritze (»Bechermethode«/Heiminsemination).[107] Der Ratschlag »Haben Sie einfach alle zwei Tage Sex« funktioniert in Situationen wie ihrer nämlich nicht – und, seien wir ehrlich, auch längst nicht für alle Hetero-Paare. Weil die Lust auf Sex unter dem Druck der Fruchtbarkeit (wir erinnern uns: Stress als Lustkiller) schwinden kann, weil Erektionsprobleme oder vaginale Schmerzen vorkommen.

Zyklusbeobachtung erhöht nachgewiesenermaßen die Chance auf eine Schwangerschaft. Sie kann beruhigen, wenn man sieht, dass man fruchtbare, gesunde Zyklen hat. Und sie kann Aufschluss über mögliche Hindernisse geben, wenn nicht.

ZYKLUSBEOBACHTUNG EDITION KINDERWUNSCH

Wenn du einen Kinderwunsch hast, musst du logischerweise nicht die umfangreichen NFP-Regeln zur Verhütung lernen. Du musst zunächst nicht einmal deine Temperatur messen. Stattdessen solltest du dich vor allem einem Körperzeichen widmen: deinem Zervixschleim.

Anders als die Basaltemperatur oder LH-Tests (zu ihnen kommen wir noch) zeigt Zervixschleim das komplette fruchtbare Zeitfenster in Echtzeit an. Sobald du Zervixschleim oder ein feuchtes Gefühl an der Vulva bemerkst, bist du potenziell fruchtbar. Besonders aber an den Tagen mit einem nassen/rutschigen Gefühl am Vaginaleingang und Zervixschleim, der dehnbar und/oder transparent ist. Vielleicht rinnt er auch wie Wasser hinab (in den Worten einer meiner Klient*innen: »Bevor ich das wusste, dachte ich manchmal, ich hätte mir in die Hose gepinkelt!«). Was dahintersteckt? Zervixschleim dieser Art ist von Östrogen stimuliert, hat einen hohen Wasseranteil und ist alkalisch. Damit bewahrt er Spermien vor einem schnellen Tod im sauren Milieu der Vagina. Du musst allerdings nicht unbedingt »Bilderbuch-Zervixschleim« bemerken, sondern die bei dir fruchtbarste Kategorie. Falls du nun denkst, das sei zu kompliziert und klappe bei dir eh nicht: Studien zeigen, dass nur drei bis fünf Prozent der Frauen Probleme hatten, ihren Zervixschleim auszuwerten, nachdem sie NFP erlernt hatten.[108] Du schaffst es also sicher auch – mithilfe von Berater*innen oder Büchern.

Die Phase, in der eine Schwangerschaft wahrscheinlich ist, endet drei Tage nach dem Zervixschleimhöhepunkt (und, wenn du deine Temperatur beobachtest, mit der zweiten höheren Messung). In dieser Zeit sollte man alle zwei bis drei Tage Sex haben, wenn man ein Kind zeugen möchte. Eine Befruchtung anderer Art, zum Beispiel via Samenspende/Bechermethode, sollte auf dem Höhepunkt der Fruchtbarkeit stattfinden (oder, wenn es passt, mehrmals – siehe die zeitliche Empfehlung zu Sex). Um diesen zu ermitteln, kannst du weitere Körperzeichen heranziehen. Das ist beispielsweise ein weicher, hoch in der Vagina stehender Muttermund, in dem du eine kleine Öffnung ertasten kannst. Eine minimale Blutung (»Ovulationsblutung«) oder rötliche Schlieren im Zervixschleim können ebenfalls ein Hinweis auf den Eisprung sein. Einige Personen glauben sogar, ihn zu spüren – durch Ziehen oder Schmerzen im Unterleib. Eine kleine Studie ergab, dass diese Symptome nur in 5 von 26 Fällen mit dem tatsächlichen Eisprungtag zusammenfielen.[109] Als zusätzliches Zeichen kann man den sogenannten »Mittelschmerz« natürlich trotzdem nutzen.

Technische Hilfe: LH-Tests und Zykluscomputer für den Kinderwunsch

Die Geister der Zyklus-Expert*innen scheiden sich, wenn es um LH-Tests geht, die umgangssprachlich auch Ovulationstests genannt werden. In Wahrheit messen die Urin-Teststreifen nämlich nicht den Eisprung, sondern das luteinisierende Hormon (LH), das circa 24 bis 36 Stunden vor der Ovulation rapide ansteigt. Ist der LH-Test positiv, steht der Eisprung daher meistens kurz bevor. Es gibt auch Zykluscomputer, die die Tests auswerten oder zusätzlich den Östrogenspiegel im Urin messen. Manche Studien ergaben, dass ihre Anwendung die Schwangerschaftsraten erhöht. Sie kosten aber auch einiges – und sind meiner Meinung nach nicht in allen Fällen nötig. Denn: Zum einen ist das fruchtbare Fenster sehr begrenzt, wenn man sich allein am LH-Wert orientiert. Zum anderen liefern LH-Tests nur in etwa 80 Prozent der Fälle ein korrektes Ergebnis. Manchmal bleiben sie negativ, obwohl man einen Eisprung hat. Oder sie sind positiv, ohne dass ein Eisprung folgt.

Hilfreich sind LH-Tests vor allem, wenn dein fruchtbarer Zervixschleim viele Tage hintereinander auftritt und du die allerfruchtbarste Phase erfassen willst. Während meiner Zertifizierung zur Zyklusberaterin habe ich LH-Tests selbst erfolgreich ausprobiert. Was ich beobachtete, passte genau zu meinen anderen Körperzeichen: Erst hatte ich einen positiven LH-Test, zwei Tage später meinen Zervixschleim-Höhepunkt, weitere zwei Tage später stieg meine Temperatur. Logisch, wenn man bedenkt, dass der positive LH-Test vor dem Eisprung erfolgt, die Temperaturerhöhung oft erst danach.

Was mir die Anwendung allerdings erschwerte: Laut Beipackzettel soll man vier Stunden vor dem Testen nicht auf Toilette gehen, was mir nahezu unmöglich ist, wenn ich ausreichend trinke. Flüssigkeitszufuhr ist wiederum wichtig für den Zervixschleim. Letzteren zu beobachten bleibt daher die erste Wahl – laut Wissenschaft und meiner Erfahrung.

Ursachenforschung mit der Temperatur

Du hast anhand von Zervixschleim, Position des Muttermunds oder LH-Tests eine hochfruchtbare Phase festgestellt, genutzt und bist trotzdem nicht schwanger geworden? Oder aber: Obwohl du das Prinzip der Beobachtung verstehst und anwendest, bleibt dein Zervixschleim gleich und deine LH-Tests negativ?

In beiden Fällen solltest du dich mit deiner Temperatur beschäftigen. Sie ist das einzige Körperzeichen, das dir bei der Selbstbeobachtung beweist, ob du Eisprünge hast oder nicht. Wie man die Basaltemperatur misst und auswertet, habe ich in Grundzügen im Kapitel »Revolution mit unscheinbarem Namen« erklärt. Bezüglich eines Kinderwunschs solltest du dir folgende Fakten merken:

- Wenn du eine Temperaturhochlage hast, hattest du einen Eisprung.* Bleibt die Temperatur in der Tieflage, gab es keinen.
- Dauert die Temperaturhochlage weniger als zehn Tage, ist das ein Hinweis auf Progesteronmangel (Gelbkörperschwäche). Die Lutealphase war dann zu kurz für eine Einnistung.
- Wenn deine Temperaturhochlage mindestens zehn, besser elf Tage oder mehr anhält, hattest du mit großer Wahrscheinlichkeit einen fruchtbaren Zyklus.
- Du hast in den meisten Zyklen einen Eisprung und eine ausreichend lange Lutealphase? Dann liegt der unerfüllte Kinderwunsch wahrscheinlich nicht an einer Zyklusstörung. Du hast immer wieder anovulatorische Zyklen oder verkürzte Lutealphasen? Dann schon eher.

* Ausnahme: das seltene LUF-Syndrom.

Was dir deine Blutungen sagen

Ebenfalls bedeutsam für deine Zyklusbeobachtung bei einem Kinderwunsch ist die Stärke und Dauer deiner Menstruation (und weiterer Blutungen). Verlierst du viel Blut (über 80 ml pro Zyklus) und/oder hast starke Beschwerden? Das könnte darauf hindeuten, dass dein unerfüllter Kinderwunsch organische Ursachen wie Endometriose, Adenomyose oder Myome hat. Eine sehr schwache Periodenblutung hingegen kann unter anderem mit niedrigen Hormonspiegeln zusammenhängen. Sieh dir gern noch einmal das Kapitel »Was, wenn es wehtut?« an, wenn du hier eine mögliche Ursache vermutest.

Schmierblutungen vor Periodenbeginn, die länger als einen Tag dauern, deuten ebenfalls auf einen Progesteronmangel hin. Unregelmäßige Zwischenblutungen können diverse Ursachen haben und sollten ärztlich abgeklärt werden. Liegt deine Menstruation im gesunden Normbereich, ist das wiederum ein positives Signal für deine Fruchtbarkeit, vor allem, wenn auch Temperatur und Zervixschleim im Lot sind.

Und: Du darfst und solltest dir ein wenig Zeit geben, um schwanger zu werden. Denn nicht immer ist das so leicht, wie wir dank *Bravo* und Sexualkunde dachten. Wenn keine anderen Ursachen bekannt sind, empfehlen Mediziner*innen, je nach Alter des Paares, ungefähr ein Jahr abzuwarten. Expert*innen schlagen allerdings vor, dass Menschen, die NFP/Zyklusbeobachtung betreiben, schon nach einem halben Jahr Hilfe suchen sollten.[110] Schließlich ist ihre Chance auf eine Schwangerschaft durch ihr Wissen erhöht, wie Studien zeigen: Nach sechs Zyklen waren 81 Prozent der NFP-Anwenderinnen schwanger, nach zwölf Zyklen 92 Prozent. Zum Vergleich: Von den Menschen, die nicht nach NFP vorgehen, werden 60 Prozent nach einem halben und 85 Prozent innerhalb eines Jahres ohne Verhütung schwanger.[111]

In einer anderen Studie wurden »subfertile« Paare mit Fruchtbarkeitsproblemen nach Teilnahme an einem NFP-Kurs beobachtet. Zuvor hatten sie durchschnittlich 3,5 Jahre versucht, schwanger zu werden. Bei 38 Prozent von ihnen klappte es nun innerhalb von acht Monaten.[112]

Liegt dein Zyklus nicht im Normbereich, kannst du dich auf die Suche nach der Ursache und einer passenden Behandlung begeben. Die Kapitel zu unregelmäßigen Zyklen, Stress und Menstruationsbeschwerden geben Anregungen dazu. Außerdem kannst du mithilfe von ärztlichen Untersuchungen mehr herausfinden, zum Beispiel, indem du deinen Hormonstatus checken lässt. Auch hier ist Zyklusbeobachtung für akkurate Ergebnisse sehr hilfreich.

Zyklusbeobachtung kombiniert mit Hormonmessung in der Arztpraxis

Das Konzept der »Am Zyklusmonitoring orientierten Basisdiagnostik« stammt von den Autor*innen des Buchs *Natürliche Familienplanung heute*.[113] Nach diesem sollte der Gynäkologe oder die Gynäkologin bei einer Person mit Kinderwunsch wie folgt vorgehen:

- Der erste Hormonstatus wird am Zyklusanfang, meist zwischen Zyklustag 2 und 5, erhoben. Wie du den Zyklusbeginn erkennst, weißt du nun ja: Mit frischem, fließendem Blut und einer Menstruation in gewohnter Stärke. Es wird empfohlen, FSH, LH, Östradiol, Testosteron, DHEAS, Prolaktin und TSH im Blut zu bestimmen.
- Der zweite Termin findet in der hochfruchtbaren Zeit statt – am Tag nachdem du erstmals glasigen, dehnbaren Zervixschleim beobachtet hast, beziehungsweise deine individuell fruchtbarste Kategorie ausmachen konntest. Diesmal wird ein Ultraschall gemacht sowie LH und Östradiol gemessen.
- Die dritte Untersuchung findet in der »mittlutealen« Phase zwischen Eisprung und Periode statt. Zur Bestimmung des Termins gibt es wiederum drei Möglichkeiten: sieben Tage nachdem im Ultraschall

(bei Termin Nr. 2) ein sprungreifes Follikel (Eibläschen) gesichtet wurde, am siebten Tag der Temperaturhochlage oder am siebten Tag nach dem Zervixschleimhöhepunkt. Diesmal werden Progesteron, Östradiol und LH im Blut bestimmt.

So viel zur Theorie; in der Praxis ist es nicht immer so einfach. Weil man erst einmal einen Arzttermin ergattern muss oder bei ebenjenem darauf hingewiesen wird, man könne ja noch mal ein paar Monate abwarten. Alternativ gibt es auch Speicheltests, die du zu Hause machen und in ein Labor einsenden kannst. Man wendet sie allerdings nicht nur allein an, sondern bezahlt auch allein. Ich hatte einmal die Gelegenheit, einen im Gegenzug für einen Testbericht auszuprobieren. Dass der Test funktionierte, sah ich daran, dass er das Gleiche ergab, was ich schon dank meiner Temperaturkurve wusste (leichter Progesteronmangel, leichtes Ungleichgewicht zwischen Östrogen und Progesteron).

WORAN KANN ES NOCH LIEGEN – UND AN WEM?

Wenn es mit dem Schwangerwerden (noch) nicht klappt, sind die Ursachen zwischen den Geschlechtern gleich verteilt. Schätzungsweise findet man sie in 30 bis 40 Prozent der Fälle bei der Frau und genauso oft beim Mann. In 10 bis 20 Prozent liegen sie bei beiden, ebenso oft bleiben sie ungeklärt.[114] Je nach Quelle variieren die Zahlen. Kareen Dannhauer spricht sogar von 75 Prozent, in denen die Gründe nicht endgültig geklärt sind, weil es einen Unterschied zwischen Ursache und Befund gibt.[115] Letzterer kann auch ein Zufallsbefund sein, denn Menschen mit (noch) unerfülltem Kinderwunsch werden häufiger untersucht. Was dabei entdeckt wird, ist nicht immer ein tatsächlicher Auslöser von Unfruchtbarkeit.

Die folgenden Gründe sind weit verbreitet:

Bei Frauen können einige hormonelle Probleme, wie bereits im vorigen Kapitel besprochen, zu Zyklusstörungen und somit zu Fruchtbarkeitsproblemen führen: Das PCO-Syndrom, Hyperprolaktinämie (erhöhte Prolaktinwerte), Schilddrüsenerkrankungen, Lutealinsuffizienz/Gelbkörperschwäche oder andere Hormonstörungen. Auch eine verminderte ovarielle Reserve kann der Grund sein. Damit ist nicht nur die Anzahl der Eizellen, sondern auch die Aktivität in den Eierstöcken gemeint. Die Wahrscheinlichkeit für dieses Phänomen steigt gegen Mitte bis Ende 30 – ist aber teilweise umkehrbar.[116]

Auch organische Ursachen spielen häufig eine Rolle. Wenn Gebärmutterhals (Zervix), Uterus oder Eileiter vernarbt oder verschlossen sind, wird der Transport der Eizelle oder ihre Einnistung be- oder verhindert. Passieren kann das durch Erkrankungen wie Endometriose, Myome und Adenomyose, nach unerkannten (und unbehandelten) STIs wie Chlamydien, nach einer Eileiterschwangerschaft oder Operationen.

Auch bei Männern können hormonelle und organische Gründe für den nicht erfüllten Kinderwunsch verantwortlich sein. Der häufigste: Es werden nicht genug bewegliche beziehungsweise intakte Spermien produziert. Dahinterstecken kann ein Hodenhochstand, eine Schädigung des Hodengewebes, Hodenverletzungen und in seltenen Fällen ein Tumor. Manchmal geht es den Spermien selbst auch gut, doch ihr Transport funktioniert nicht, weil der Samenleiter vernarbt oder verschlossen ist. Genau wie bei Frauen kann das eine Folge von Infektionen (inklusive unbemerkter STIs) oder Operationen sein.[117]

Was für alle Geschlechter zutrifft: Rauchen ist einer der größten Fruchtbarkeitskiller. Insgesamt hat ein (un-)gesunder Lebensstil einen großen Einfluss. Fast alles, was ich in den Kapiteln »Under Pressure«, »Was, wenn es wehtut?« und »In der Regel unregelmäßig« beschreibe, wirkt sich auch bei Männern beziehungsweise Menschen ohne Zyklus auf Gesundheit und Fruchtbarkeit aus.

WAS BRINGT ZYKLUSBEOBACHTUNG, WENN DIE URSACHE NICHTS MIT DEM ZYKLUS ZU TUN HAT?

Wenn klar ist, dass der Zyklus wunderbar funktioniert und in einem anderen Bereich eine Ursache gefunden wurde (oder nirgends), könnte man meinen, dass die Zyklusbeobachtung nichts mehr bringt. Allerdings ist das zu kurz gedacht. Denn Unfruchtbarkeit ist oft nicht endgültig. Viele Menschen beziehungsweise Paare gelten als »subfertil«, verringert fruchtbar. Ob nun die Spermien nicht top beweglich sind oder die Eisprünge selten: In beiden Fällen hilft es, die fruchtbarsten Tage zu (er-)kennen und es dem Körper damit etwas leichter zu machen. Wer sich von Zyklusbeobachtung allerdings zusätzlich gestresst oder frustriert führt, muss diesen Weg selbstverständlich nicht wählen – es gibt noch viele weitere.

Was niemand wissen konnte: Als mir meine Freundin besorgt auf WhatsApp schrieb, war ihr Körper bereits damit beschäftigt, schwanger zu werden. Wenige Wochen später war klar: Ihr erstes Kind war auf dem Weg – empfangen an Zyklustag 16. Dass das sehr gut passieren könne, hatte ich ihr im Chat bereits prophezeit. Ihre vorigen Zyklen waren etwa 28 Tage lang gewesen, 40 Prozent aller Lutealphasen dauern 12 bis 13 Tage.[118] Statistisch gesehen war ein Eisprung an Zyklustag 16 also wahrscheinlicher als an Tag 14. »Ich traue mich nicht, mir Hoffnung zu machen«, sagte meine Freundin damals. Das musste sie auch nicht – sie erfüllte sich von selbst.

Man braucht Zykluswissen nicht unbedingt, um schwanger zu werden. Aber es beschleunigt den Prozess und hat positive Nebenwirkungen. Meine liebste: das gute Körpergefühl. Kareen Dannhauer drückt es so aus: »Der Frauenkörper scheint derzeit mit seinen ganzen Eigenheiten und Mirakeln eine neue Bedeutung und eine große Wertschätzung zu erfahren. Als Hebamme finde ich diese Entwicklung nicht nur grandios, sondern freue mich auch über deren Auswirkung auf das Schwanger- und Mutterwerden. Hinspüren, Wahrnehmen, Schätzen – welche wunderbare Vorbereitung auf das Gebären (und alles Drumherum)!«[119]

Was mit Drumherum gemeint ist, lässt sie offen. Fühl dich frei, es mit dem zu füllen, was dich persönlich glücklich macht. Vielleicht hat dein »Drumherum« auch gar nichts mit einem Kinderwunsch zu tun – sondern mit Verbindung und Wertschätzung für dich selbst.

Und falls jemand mit einer Frage à la »Na, wann ist es bei dir/euch so weit?« um die Ecke kommt, rede, wenn du Lust hast, über deine Fortschritte im Zyklustracking. Meine wahrheitsgetreue Antwort wäre zum Beispiel: »Aktuell habe ich häufig verkürzte Lutealphasen, und ich hatte auch schon anovulatorische Zyklen. Ich bemühe mich, meinen Progesteronmangel dauerhaft zu beheben.« Vermutlich versteht die Person dann nur Bahnhof und lässt dich aus Verwirrung in Ruhe. Oder sie lernt tatsächlich was dabei. Wäre ja auch nicht schlecht, oder?

Nicht verrückt, sondern zyklisch

Ich bin Zyklusexpertin und manchmal hart genervt von meiner Periode.
Ich bin Zyklusexpertin und motze in der prämenstruellen Phase auch mal unschuldige Menschen an (a. k. a. meinen Mann).
Ich bin Zyklusexpertin und hatte eine Zeit lang keine Lust, meine Zyklen zu dokumentieren.

Ich könnte diese Liste durchaus fortsetzen, mir fiele noch einiges ein. Wahlweise könnte ich sie auch aus der Perspektive meiner anderen Tätigkeit schreiben: Ich bin Sexualberaterin und habe nicht täglich mindblowing Sex. Skandal! Wer hätte es gedacht? Expert*innen zu Zyklus und Sex haben kein perfektes Leben. Weil das niemand haben muss und kann. Du nicht, ich nicht und auch nicht diejenigen, bei denen es so scheint.

Zugegeben: Ein bisschen Sorge hatte ich anfangs schon, darüber zu sprechen, dass auch meine Zyklen und Hormone nicht immer perfekt eingependelt sind. Würden mich die Leute für unfähig halten? Andererseits: Warum sollten sie? Mit diesem Anspruch müssten Ärzt*innen kerngesund und Therapeut*innen psychisch ausgeglichen sein. Deshalb halte ich das Versprechen vom rundum perfekten Zyklus nicht für zielführend. Erstens, weil gesundes Verhalten keine Garantie für einen gesunden Zyklus ist (auch wenn es die Chance erhöht). Zweitens, weil das Leben dazwischenfunkt, egal, wie »perfekt« man es macht. Wenn ich meinen Stressreaktionszyklus mit Sport und Meditation beendet habe und kurz darauf ein Problem mit meinem Kind, meinem Haustier oder meiner*m Partner*in auftaucht, erwartet mich die nächste Stressreaktion. Wenn ich mich ausgewogen ernähre, aber die Bahn Verspätung hat und ich nicht genug Brotzeit dabeihabe, kaufe ich unterwegs Fast Food. Wenn ich einen fiebrigen Infekt habe, kann ich keinen Sport machen und muss meine Zyklusbeobachtung unterbrechen, weil meine Temperatur nicht mehr auswertbar ist.

Solche Dinge passieren allen, auch privilegierten Personen. Was aber, wenn jemand keine(n) Menschen an der Seite hat, um Haus- und Sorgearbeit zu teilen? Wenn Geldknappheit, chronische Krankheiten, schlechte Arbeitsbedingungen und weitere Faktoren hinzukommen? Dann wird es noch schwieriger mit dem gesunden Zyklus. Dann frustriert und verletzt es, wenn einem*r gesagt wird, man habe es noch nicht genug versucht. Wir brauchen Empathie statt Arroganz. Inspiration statt Indoktrination.

Gleichzeitig bedeuten widrige Umstände nicht, dass man Zyklusgesundheit von vornherein abschreiben sollte. Auch kleine Veränderungen begünstigen das hormonelle Gleichgewicht. Dieses wiederum führt dazu, dass wir uns fitter fühlen und mehr Kraft für den Alltag haben. Ich selbst habe meine Beschwerden um etwa 90 Prozent reduziert – nachdem ich jahrelang Wissen angesammelt und in die Praxis umgesetzt habe. Diese Entwicklung hat mich stark und selbstwirksam werden lassen. Weil ich merke, wie viel ich in der Hand habe. Viel, aber nicht alles. Höhen und Tiefen kann es immer wieder geben. Wie auch immer es dir mit deinem Zyklus gehen mag – ich möchte dir jedenfalls einen Satz mitgeben, den ich von lateinamerikanischen Zyklusberater*innen gelernt habe: Wir sind nicht verrückt. Wir sind zyklisch.

Ich wünsche mir, dass jede Person, inklusive dir, ihren eigenen Umgang mit dem Zyklus findet. Individuell, bewusst und unperfekt.

Individuell, weil es zu dir passen muss – was du daran merkst, dass es sich für dich richtig anfühlt. Je mehr Menschen sich mit dem Zyklus beschäftigen, desto mehr Erfahrungen und Meinungen gibt es. Oft wird ausgeblendet, dass ein scheinbares Patentrezept nur eine von vielen Strategien ist. Und wie unterschiedlich Lebensrealitäten und Ziele sind.

Bewusst, weil ich eine Verfechterin von informierten Entscheidungen bin. Nicht einfach irgendetwas machen, weil es gerade jemand gepostet hat. Sondern überlegen, ob dich der Vorschlag überhaupt anspricht – und ob er wissenschaftlich fundiert ist. Falls nicht, musst du ihn nicht zwingend ablehnen. Auch ich lasse mich manchmal auf spirituelle Prozesse ein, weil sie mir guttun. Ich mache es in dem Bewusstsein, dass sie keine evidenzbasierte Strategie ersetzen.

Unperfekt, weil Zyklusbewusstsein kein zusätzlicher Stressfaktor sein sollte, sondern etwas Freudvolles. Weil es meistens nichts bringt, sich Omas Kuchen für immer zu versagen, auch wenn je ein Viertel Kilo Fett und Zucker drin ist. Weil es Tage gibt, an denen man nachts netflixt und morgens die Temperaturmessung verpennt. Weil Konsistenz mehr zählt als kleine Kapriolen.

Ich möchte dich bestärken, dich deinem Körper wohlwollend und neugierig zu nähern. Dir Wege und Wissensquellen zeigen. Was du daraus machst, liegt bei dir. Und: Es darf sich entwickeln und verändern.

In mehreren Kapiteln bin ich darauf eingegangen, wie du Zyklus- und Körperbeobachtung für verschiedene Zwecke nutzen kannst. Aus dem Kontakt mit Klient*innen und Follower*innen weiß ich, dass manche davon besonders häufig gewünscht sind. Deshalb skizziere ich zusammenfassend jeweils einen möglichen Weg.

SELBSTBESTIMMT UND STARK DANK ZYKLUSBEWUSSTSEIN

»Ich möchte sicher und hormonfrei verhüten.«
Die symptothermale Methode NFP nach Sensiplan bietet Studien zufolge die höchste Sicherheit. Du beobachtest zwei Körperzeichen: Aufwachtemperatur und Zervixschleim oder Muttermund, um deine fruchtbaren und unfruchtbaren Phasen abzugrenzen. Die Methode funktioniert auch bei unregelmäßigen Zyklen, weil du jeden Zyklus aufs Neue betrachtest und die Entwicklung in Echtzeit verfolgst. Natürliche Methoden, die auf nur einem Körperzeichen beruhen, sind unsicherer, weil die doppelte Kontrolle fehlt. Apps, die gar keine Körperzeichen auswerten, erst recht.

→ **Lesetipp:** Arbeitsgruppe NFP: *Natürlich und sicher – Das Praxisbuch*

»Ich möchte meine Hormonprobleme verbessern.«
Wer bereits unter Problemen leidet, sucht oft eine schnelle Lösung und Linderung. Den Zyklus beobachten, obwohl das nicht direkt zur Heilung führt, ist eine wenig verbreitete Strategie – und eine massiv unterschätzte. Denn so findet man heraus, wie schwer die hormonelle Störung ist, ob sie andauert und welche Ursachen sich dahinter verbergen könnten.

Die Natural Cycle Monitoring Method (NCM) ist eine Art NFP für Fortgeschrittene. Du beobachtest nicht nur deine Körperzeichen, sondern achtest auch darauf, ob deine Zyklen im Normbereich liegen (Kernkriterien: 23 bis 35 Tage Dauer, bestätigter Eisprung, mindestens zehn Tage Lutealphase, keine starken Schmerzen/Beschwerden). Oder eben, wie stark sie vom gesunden Rahmen abweichen. Zusätzlich dokumentierst du Stärke und Dauer deiner Menstruation (Normbereich: drei bis sieben Tage, 25 bis 80 ml) sowie Zwischen- und Schmierblutungen. Auch Symptome wie Schmerzen, Heißhunger, Stimmungsschwankungen etc. sollten auf deinem Zyklusblatt nicht fehlen. Parallel zur Beobachtung kannst du Arzttermine vereinbaren, Blutbilder machen lassen und deinen Lebensstil verändern – in den Bereichen Bewegung, Ernährung, Schlaf und Stressreduzierung.

→ **Lesetipp:** Raith-Paula et al.: *Natürliche Familienplanung heute;* Lara Briden: *Die Perioden-Werkstatt*

»Ich möchte meine Stimmungsschwankungen verstehen.«

Ein Zyklustagebuch oder PMS-Tagebuch, wie im Kapitel »Men(s)t(ru)al Health« erwähnt, hilft dir, Muster zu erkennen. Du beobachtest, wie deine Stimmung mit deinen Zyklusphasen zusammenhängt, und kannst besser vorausplanen. Eine andere Option ist ein Zyklusrad, auf dem die Zyklusphasen als innere Jahreszeiten eingezeichnet sind. Online findest du verschiedene kostenlose Muster. Weitere zyklische Analogien wie die vier Archetypen könnten ebenfalls interessant für dich sein.

→ **Lesetipp:** Maisie Hill: *Superpower Periode*

»Ich möchte schwanger werden.«

Beginne mit der Beobachtung deines Zervixschleims, so erfasst du das komplette fruchtbare Fenster. Um die hochfruchtbare Zeit zu ermitteln, kannst du zusätzlich LH-Tests nutzen. Wenn es (noch) nicht mit der Schwangerschaft klappt und du mehr herausfinden möchtest, kannst du es mit Temperaturmessung und eventuell mit der Natural Cycle Monitoring Method versuchen.

→ **Lesetipp:** Kareen Dannhauer: *Schwanger werden. Der ganzheitliche Weg zum Wunschkind*

»Ich wünsche mir einen besseren Zugang zu meinem Körper und meiner Sexualität.«

Wenn es dir um eine intuitive Verbindung geht, musst du dich nicht unbedingt mit systematischen Regeln zu Zervixschleim & Co. befassen.

Vor allem, wenn dich das eher unter Druck setzt. Stattdessen frage dich ab und an: Wie fühlt es sich gerade an, wenn ich an meine Vulva denke? Trocken? Neutral? Feucht oder nass? Wenn du Lust hast, fahre mit Finger oder Toilettenpapier zwischen den Vulvalippen hindurch. Betrachte Farbe und Beschaffenheit deines Zervixschleims. Mache dir bewusst, dass er deine Fruchtbarkeit und Gesundheit symbolisiert.

Eine weitere Möglichkeit bieten wiederverwendbare Periodenprodukte. Nutzt du Menstruationstasse, Periodenunterwäsche oder waschbare Binden, kommst du mit deinem Blut in Berührung und lernst es zu akzeptieren. Nächstes Level: Dünge deine Pflanzen mit Menstruationsblut (1:10 mit Wasser verdünnt). So erlebst du es als etwas Nahrhaftes, das in der Lage ist, Pflanzen beim Wachsen zu unterstützen. Übrigens: Was hippiehaft wirkt, ist biologisch sinnvoll. Auch Tierblut wird als Bestandteil natürlichen Düngers angepriesen. Dann doch lieber freiwillig fließendes Periodenblut.

Nimm dir auch Zeit, dich liebevoll bei der Selbstbefriedigung zu erkunden. Fallen dir diese Themen noch schwer, könnte therapeutische Masturbation etwas für dich sein. Bei dieser Methode beginnst du ganz langsam mit nicht genitaler Berührung.

→ **Lesetipp:** Emily Nagoski: *Komm, wie du willst*; Gianna Bacio: *Hand Drauf*; Julia Henchen: *Lustfaktor*

Natürlich kannst du mehrere dieser Ansätze kombinieren oder zwischen ihnen wechseln. Meiner Erfahrung nach ergänzen sie sich perfekt – und erfüllen oft mehrere Zwecke. Ich begann ursprünglich rein aus Verhütungszwecken, meinen Zyklus symptothermal zu beobachten. Völlig unerwartet verhalf mir das zu einem guten Körpergefühl und besserem Sex.

Deinen Zyklus zu entdecken ist ein bisschen, wie einen Roadtrip zu machen. Du hast Vorstellungen und Ziele, aber erst unterwegs entdeckst du unerwartete Schätze. Ich war schon oft erstaunt über mich, habe eigene Vorurteile hinterfragt und von Menschen gelernt, die Zyklusbewusstsein anders leben als ich. Nach all den Jahren habe ich verschiedene Ansätze integriert, fühle mich sehr wohl damit – und weiß gleichzeitig, dass ich immer weiter lernen kann und werde.

2021 sah ich auf dem Instagram-Account @metodosintotermico der Zyklusberaterin Elena Sofía Zambrano einen Post, in dem sie auf humoristische Art verschiedene Typen von Zyklusbeobachter*innen beschreibt.[120] Ich musste lachen, weil ich mich in fast allen erkannte. Und fühle mich jetzt, eineinhalb Jahre später, inspiriert, ebenfalls eine kleine Typologie zu schreiben.

Die Achtsamen

Sie erzählen ihrem Umfeld, in welcher inneren Jahreszeit sie sich gerade befinden. Ein Zyklusrad am Kühlschrank weist auch die jüngeren Familienmitglieder darauf hin. Sie machen ein Morgenritual und setzen sich Intentionen. In ihrer E-Mail-Abwesenheitsnotiz steht, dass sie gerade einen freien Periodentag machen.

→ **Gadgets:** Periodenunterwäsche, Meditations-App, Yogamatte

Die Aktivist*innen

Je mehr sie über den Zyklus erfahren, desto wütender werden sie: Warum wurden wir so schlecht aufgeklärt? Warum lernen Schüler*innen auch heute nicht viel mehr – und wieso liegen nicht längst kostenfreie Periodenprodukte aus? Die Aktivist*innen treten an, um das zu ändern. Mit Petitionen und Demonstrationen, in Vereinen oder als Aufklärer*innen.

→ **Gadgets:** Vulva-Sticker, Uterus-Kette, Demo-Plakat

Die Gesundheitsbewussten

Der Zyklus ist ein Zeichen und Erhalter der Gesundheit – das wissen die Gesundheitsbewussten nur zu gut. Sie bereiten sich Zyklusfood oder Goldene Milch zu und gehen früh ins Bett. Sie wissen über Nähr- und Schadstoffe Bescheid. Tampons haben sie schon lange zugunsten umwelt- und körperfreundlicher Produkte aufgegeben.

→ **Gadgets:** Kräuterteemischung, veganes Kochbuch, Naturkosmetik

Die Sinnlichen

Die fruchtbare Phase als Zeit der Abstinenz? Nicht mit ihnen. Die Sinnlichen laufen zur kreativen Hochform auf. Sie wissen, dass die Abkürzung Non-PiV-Sex für nicht penetrativen Sex steht, und probieren, was sich dabei alles anstellen lässt. Sie sind über jegliches Verhütungsprodukt informiert, lieben ihren Zervixschleim und feiern ihre sexuelle Eisprung-Energie.

→ **Gadgets:** Diaphragma, Gleitgel, Sexspielzeug

Die Spirituellen

Wenn ihre Periode zum Vollmond beginnt, fühlen sie sich besonders im Einklang. Die Spirituellen lieben alte Sagen, Archetypen und Astrologie. Sie liebäugeln mit Vaginal Steaming und Yoni-Massagen. Rituale zu Eisprung, Menstruation und Mondphasen gehören für sie dazu – am besten in einer Gemeinschaft Gleichgesinnter.

→ **Gadgets:** Palo Santo, Tarotkarten, Yoni-Ei

Die Wissenschaftlichen

Sie lesen Studien, vergleichen Zahlen und betonen, dass Zyklusbeobachtung angewandte Biologie ist. Die Wissenschaftlichen ärgern sich über Falschinformationen über den Zyklus und stellen sie detailliert auf ihren Social-Media-Profilen richtig. Sie sind stolz darauf, ihre Menstruation auf den Tag genau prognostizieren zu können.

→ **Gadgets:** Fachzeitschriften, Ordner mit Zykluskurven, Weiterbildungszertifikat

Wo findest du dich wieder, was ist dir eher fremd? Was hat deine Neugier geweckt? Egal, was dich anzieht: Wir sollten anerkennen, dass es beim Umgang mit dem Zyklus nicht den einen wahren Weg gibt. Verschiedene Herangehensweisen dürfen und sollten koexistieren. Dazu gehört auch zu akzeptieren, dass der Menstruationszyklus für verschiedene Menschen verschiedene Bedeutungen hat. Manche erleben ihn als Ausdruck ihrer Weiblichkeit. Für andere hat der Zyklus nichts mit ihrem Gender zu tun. Manche lieben Menstruationstassen. Andere können oder möchten sie nicht nutzen – aus körperlichen Gründen wie Vaginismus, aus religiösen oder anderen Motiven. Manche nehmen die Pille nie wieder. Andere beginnen sie nach Jahren erneut, weil es für sie aktuell die beste Lösung ist. Manche mögen ihre Periode. Andere finden sie bis zur Menopause doof.

Ich wünsche mir eine Welt, in der jede dieser Ansichten akzeptiert wird. In der wir uns gegenseitig bestärken und voneinander lernen. Ich wünsche mir eine Welt, in der das auch auf struktureller Ebene geschieht: Durch bessere Aufklärung, durch frei zugängliche Periodenprodukte, durch Forschung und mehr Zeit pro Patient*in im Gesundheitssystem. Ich wünsche mir eine empathische Gesellschaft, in der sich niemand für den eigenen Körper schämt.

Was wünschst du dir?

Menopause

»Meine Geschichte? Ja, die darf ruhig ins Buch. Früher, da war ja alles *una vergüenza.** Es ist gut, dass heute mehr über solche Dinge geredet wird.« Carmelas Stimme klingt fest, als ob sie es nicht einsehen würde, sich eine Sekunde länger zu schämen. Heute ist sie eine Frau Anfang 70, mit lebhaften dunklen Augen und der liebevollsten Umarmung, die ich mir vorstellen kann.

Es ging nicht allzu gut weiter mit ihrer Menstruation, erzählt sie jetzt. Vieles musste sie sich selbst erschließen. Einmal schenkte ihr eine Schulfreundin eine waschbare Stoffbinde. Das verbesserte ihre Lage ein wenig, doch manchmal wurde sie von ihrer Blutung überrascht. Ihre Schuluniform bekam Flecken, die Lehrerin schimpfte. An ihren Namen erinnert sich Carmela bis heute.

Schmerzen hatte sie bei jeder Periode, Verständnis oder Rückzugsmöglichkeiten fast nie. Es war immer etwas zu tun: Schule, Arbeit auf dem Feld, später Haushalt und Kinder versorgen. Und dann, Mitte 40, die Wechseljahre. »Auf einmal hatte ich all diese Symptome: Hitzewallungen, Unwohlsein. Und der Doktor sagte: ›Weil Sie sich während Ihrer Menstruation nicht geschont haben, haben Sie jetzt Probleme in den Wechseljahren.‹«

Carmela wirkt hin- und hergerissen, ob sie ihm glauben soll. Wo sie sich aber sicher ist: Es gibt immer noch zu wenig Hilfe für Menstruierende. »Zwei meiner Enkelinnen haben starke Regelschmerzen. Und

* Scham

der einzige Rat, den die Ärzte geben, sind Tabletten, Tabletten, Tabletten.«

Für die gewaltvolle Reaktion ihrer Mutter bringt sie hingegen sogar ein gewisses Verständnis auf: Carmelas Großmutter war gestorben, als die Mutter selbst erst zwölf Jahre alt war. »Danach wuchs meine Mutter unter Männern auf. Sie wusste selbst fast nichts über ihren Körper.« Carmelas Töchter, die Tanten meines Mannes, lernten in der Schule schon etwas mehr über die Menstruation. Auch Carmela bemühte sich, ihnen Wissen mitzugeben. Leicht fiel es ihr nicht, die eigene Scham saß tief. Und doch: Heute spricht sie darüber. Weil sie weiß, welche Ungerechtigkeiten ihr widerfahren sind. Weil sie findet, dass sich immer noch viel ändern muss. Weil sie sich nicht verstecken will.

Bei unserem letzten Treffen fahren wir auf den Bauernhof einer Urgroßtante. Der Garten ist voller Vögel, Schmetterlinge, Blumen mit weit geöffneten Blüten. Es wachsen Mangos, Avocados, Carambolos. Ein Ort, der mir vorkommt wie eine magische Fantasie. Für Carmela ist er Heimat.

Doch sie hat noch ein Geheimnis für mich parat. »Ich zeige dir eine besondere Pflanze«, sagt sie und beginnt zu kichern. Wir gehen zu einem Gewächs mit dunkelgrünen Blättern. Es ist schön, doch im Vergleich zu den leuchtenden Blumen ringsum finde ich es fast ein wenig unscheinbar. Carmela sieht mich verschmitzt an. »Wir nennen sie«, wispert sie, »die Muschipflanze.« Kurz zweifle ich: Habe ich mich verhört? Doch Carmela nimmt einen Stengel und biegt das Blatt um. Auf der Unterseite wächst ein weiteres kleines Blatt: Oval, an den Enden spitz zulaufend, leicht gekräuselt. Es erinnert, nun ja, an eine Vulva. Wir prusten gleichzeitig los.

Nach dem Mittagessen steigen wir in den Jeep und setzen unsere Reise fort. Zum Fluss, in dem Carmela schon in ihrer Kindheit schwamm. Bäume und Bambus neigen sich über das Wasser, das sich zwischen

Steinen den Weg durchs Flussbett bahnt. Ich stelle mich auf einen Felsvorsprung am Rand. Fische knabbern an meinen Zehen, eine kostenlose Maniküre. Carmela legt sich zwischen die glatt gespülten Steine, bettet ihren Kopf, blinzelt in die Sonne. Unbekümmert, unbesorgt. Sechs Kinder hat sie großgezogen und mehrere Enkel. Die Strömung erschreckt sie nicht. Sie genießt sie, lässt sich umspülen, massieren. Ihre Falten erzählen von einem bewegten Leben, doch ihr Lächeln ist das eines jungen Mädchens.

Glossar

ABKÜRZUNGEN UND WICHTIGE BEGRIFFE

Cis, cisgeschlechtlich, cisgender: Übereinstimmung der Geschlechtsidentität mit dem bei der Geburt zugewiesenen Geschlecht. Beispiel: Eine cis Frau ist eine Person, die bei der Geburt als weiblich eingeordnet wurde und die sich selbst als Frau identifiziert.

Doula: Person, die Schwangere und Gebärende emotional unterstützt und begleitet. Sie übernimmt keine medizinischen Aufgaben und ersetzt somit nicht Hebamme oder Ärzt*in.

Fertility Awareness Method: Englischer Begriff für natürliche Verhütungsmethoden bzw. Methoden der Zyklusbeobachtung. Die exakte Übersetzung wäre Methoden der Fruchtbarkeitswahrnehmung.

Follikelphase: Wissenschaftliche Bezeichnung für die erste Zyklus-»Hälfte« (meistens ist es nicht genau die Hälfte des Zyklus) von Menstruationsbeginn bis zum Eisprung.

FSH: Follikelstimulierendes Hormon. Dieses Hormon wird in der Hirnanhangdrüse gebildet und regt das Wachstum der Follikel (Eibläschen) und der darin liegenden Eizellen an.

LH: Luteinisierendes Hormon. Dieses Hormon wird in der Hirnanhangdrüse gebildet und triggert den Eisprung. Kurz vor dem Eisprung steigt es stark an und fällt anschließend rapide wieder ab.

Lutealphase: Wissenschaftlich exakte Bezeichnung für die zweite Zyklus-»Hälfte« (meistens ist es nicht genau die Hälfte des Zyklus) vom Eisprung bis zu Beginn der nächsten Menstruation.

Menarche: Erste Menstruation.

NFP: Abkürzung für natürliche Familienplanung. Dieser Überbegriff kann verschiedene natürliche Verhütungsmethoden bezeichnen. In Deutschland wird er oft synonym für die symptothermale Methode *Sensiplan* genutzt. Dabei werden Temperatur sowie Zervixschleim oder Muttermund beobachtet, um das fruchtbare und unfruchtbare Zeitfenster zu bestimmen.

Östrogen: Hormon, das die Follikelphase (erste Zyklus-»Hälfte«) dominiert. Es sorgt unter anderem für den Aufbau der Gebärmutterschleimhaut und zunehmend flüssigen Zervixschleim. Genau genommen gibt es mehrere Östrogene, der Einfachheit wird der Begriff aber oft im Singular verwendet.

Ovulation, ovulatorisch: Wissenschaftlicher Begriff für Eisprung bzw. mit Eisprung.

PMDS: Prämenstruelles dysphorisches Syndrom, eine ernst zu nehmende neurohormonelle Störung, die über »gewöhnliches« PMS hinausgeht.

PMS: Prämenstruelles Syndrom. Eine Vielzahl körperlicher und emotionaler Beschwerden, die in der Lutealphase, meistens einige Tage vor der Menstruation, auftreten und mit Periodenbeginn wieder abklingen.

Progesteron: Hormon, das die Lutealphase (zweite Zyklus-»Hälfte«) dominiert. Es stabilisiert die Gebärmutterschleimhaut und verursacht eine Erhöhung der Körpertemperatur um etwa 0,2 bis 0,5 °C.

STI: Abkürzung für sexually transmitted infection (deutsch: sexuell übertragbare Infektion, auch: Geschlechtskrankheit). Manchmal wird auch die Abkürzung STD verwendet (sexually transmitted disease, also sexuell übertragbare Krankheit).

STI-Test: Untersuchung von Blut, Speichel, Urin oder weiteren Körperflüssigkeiten zur Feststellung von Viren, Bakterien und Parasiten, die bei sexuellem Kontakt übertragen werden.

Vaginismus: Eine sexuelle Funktionsstörung, bei der Vagina und Beckenbodenbereich verkrampfen, sodass das Einführen eines Penis (je nach Ausprägung auch Tampons, Finger, ärztliche Instrumente und Toys) unmöglich oder erschwert wird.

Dank

Dieses Buch ist mein erstes Buch, aber es ist nicht nur meines. Es ist mit der Hilfe vieler Menschen entstanden, denen ich meinen größten Dank aussprechen möchte.

Danke an meine Lektorin Bella Jaross für die enthusiastische Mail ganz am Anfang und die stetige Ermutigung während des Schreibens. Für das kompetente Beantworten sämtlicher Fragen und ihre München-Tipps für »Zugroaste«.

Danke an alle weiteren netten und klugen Menschen, die ich im Piper Verlag kennenlernen durfte und darf.

Danke an meine Agentin Imke Rösing für die tolle Beratung, das Mutmachen und Mitfiebern sowie an das gesamte Team der rauchzeichen Agentur.

Danke an Prof. Dr. Mandy Mangler für die fachliche Überprüfung einiger medizinischer Abschnitte.

Danke an Katrin Engel und das Team von ooia. Bei unserer Zusammenarbeit entstand nicht nur ein kleines feines Booklet, das ihr *Know Your Flow* getauft habt, sondern mit eurem Einverständnis schließlich auch der Titel dieses Buches. In diesem Zusammenhang gilt mein Dank auch dem Team der Kultur- und Kreativpilot*innen, die den Kontakt zwischen ooia und mir herstellten.

Bedanken möchte ich mich außerdem bei Catrin, Edith, Gunda, Katja und Theresa, dass ich euch – bekannter- und unbekannterweise – mit irgendwelchen Fragen zum Publizieren behelligen durfte. Ihr alle habt mir selbstlos geantwortet. Wie unfassbar hilfreich das war!

Ich möchte allen Menschen danken, die zu Zyklus und Sexualität forschen und lehren. Von denen ich durch Bücher, Kongresse und Weiterbildungen lerne. Dazu zählen die Arbeitsgruppe NFP, das FEMM Health Institute und die Praxis für Sexualität in Duisburg.

Ich schätze mich glücklich, im Laufe meines Lebens beruflich wie privat stets Unterstützung erfahren zu haben. Von mehr Personen, als hier hineinpassen. Ihr wisst, wer ihr seid.

Carina, Lena und Susanne: Ihr seid seit zwei Jahrzehnten meine Freundinnen. Von klugen Mädchen seid ihr zu noch klügeren, interessanten, liebevollen und erfolgreichen Frauen geworden. Ich liebe und bewundere euch und möchte euch immer in meinem Leben haben.

Irina, du bist eine der stärksten und intelligentesten Personen, die ich kenne. Danke, dass du immer für mich da bist und mir deinen Erstgeborenen als Patenkind anvertraust.

Danke an Anne für deine Fürsorge, deine Liebe und deinen Humor. Und unfassbar leckeres philippinisches Essen. Ich vermisse es, dich räumlich in meiner Nähe zu haben.

Iris und Bárbara, danke für eure Freundschaft, eure Unterstützung und wunderbare Gespräche zu Zyklus und Sexualität.

Leonie, danke für deine Hilfsbereitschaft, wenn ich mit Artikeln, Titeln und Ähnlichem strauchele.

Mein großer Dank geht an alle Menschen – Freund*innen, Bekannte, Klient*innen –, die mir erlaubt haben, ihre Erfahrungen oder Anekdoten in diesem Buch zu teilen, sowie alle Expert*innen, die sich Zeit für Gespräche genommen haben.

Danke an meine Instagram-Community für die rege Beteiligung an Umfragen und für das Teilen von Erfahrungen.

Danke all den wundervollen Menschen in São Paulo, durch die sich mein Leben nach dem Abi völlig verändert hat. Danke, Ângela, dass du als Sexualpädagogin den Grundstein für alles Weitere gelegt hast.

Ich danke meiner Schwiegerfamilie, bei der ich das Schwieger- auch weglassen könnte und es wäre nicht weniger wahr. Vom ersten Moment an habt ihr mich liebevoll aufgenommen. Danke vor allem an Mamitica für das mutige Teilen ihrer Geschichte. ¡Lxs amo mucho!

Danke an meine Eltern, die ich alles fragen durfte. Euch verdanke ich es, dass ich ein gutes Verhältnis zu meinem Körper und meiner Sexualität aufbauen konnte. Ihr habt immer an mich geglaubt und mich mein Ding machen lassen. Danke für die Liebe und das Gefühl, dass ich stark bin und mein Geschlecht kein Hindernis für irgendwas ist.

Meine wundervollen Geschwister: Jede*r von euch ist auf ganz eigene Art ein besonderer, interessanter Mensch. Und wir unterstützen uns darin, früher als Kinder und jetzt als Erwachsene.

Becci, danke, dass du mir NFP nahegebracht hast und eine wunderbare Cousine und Vertraute bist.

Danke an meine Oma, meine Tante, meine Stiefmütter und meine komplette Patchworkfamilie voller großartiger Menschen.

Ich danke meinem Mann Robert: Du bist mein Geliebter, mein bester Freund, meine Muse. Danke, dass du mich bei meinen Ideen unterstützt, und zwar mit voller Begeisterung. Danke für dein kreatives Talent, für den Auszug aus deiner Kurzgeschichte am Anfang dieses Buches. Worte reichen nicht aus, um meine Liebe zu beschreiben, aber ich möchte sie dir jeden Moment aufs Neue zeigen. Te amo.

Anmerkungen

1 Föhr, Rena (2018). *Gemeinsam mehr Spaß*. Spiegel Online, 9. Oktober. Abrufbar unter https://www.spiegel.de/gesundheit/sex/pille-kondome-sensiplan-diaphragma-verhuetung-geht-beide-an-a-1228991.html

2 Arbeitsgruppe NFP (2021): *Natürlich und sicher*, Trias Verlag.

3 Bundeszentrale für gesundheitliche Aufklärung (2021). *Sex & Tipps – Mädchenfragen* (S. 9). Abrufbar unter https://shop.bzga.de/sex-39-n-39-tipps-maedchenfragen-13066002/

4 Ebd. S. 3

5 Bundeszentrale für gesundheitliche Aufklärung 2021. *Sex & Tipps – Jungenfragen* (S. 5) Abrufbar unter https://shop.bzga.de/sex-39-n-39-tipps-jungenfragen-13066001/

6 Lewina, Katja (2021). *Bock. Männer und Sex.* Köln: DuMont.

7 UNESCO 2018. *International technical guidance on sexuality education* (S. 22). Abrufbar unter https://www.unfpa.org/sites/default/files/pub-pdf/ITGSE.pdf

8 Mehr Informationen unter https://mfm-programm.de/index.php/angebote/zyklusshow

9 Bundeszentrale für gesundheitliche Aufklärung (2021). *Im Fokus: Die Pille.* Abrufbar unter https://publikationen.sexualaufklaerung.de/fileadmin/redakteur/publikationen/dokumente/Jugendsexualitaet/Faktenblaetter/2021-Factsheet-Jugendsexualitaet-Sexualaufklaerung-Pille_Version_1-0.pdf

10 Schumacher, Beate (2016). *Pille = höheres Risiko zur Depression?* Abrufbar unter https://www.aerztezeitung.de/Medizin/Pille-hoeheres-Risiko-zur-Depression-295288.html

11 Deutsche Gesellschaft für Gynäkologie und Geburtshilfe e. V. (2019). *Selbstmordgefahr durch Pille – Studien wertlos*. Abrufbar unter https://www.dggg.de/presse/pressemitteilungen-und-nachrichten/selbstmord-durch-pille-das-ist-falsch

12 Zethraeus, Niklas et al. (2017). A first-choice combined oral contraceptive influences general well-being in healthy women: a double-blind, randomized, placebo-controlled trial. *Fertility and Sterility*, 107(5), S. 1238–1245. Abrufbar unter https://www.sciencedirect.com/science/article/abs/pii/S0015028217302479

13 Gerhard, Saskia (2017). *Volles Haar, glatte Haut, keine Lust auf Sex.* Zeit Online, 18. April. Abrufbar unter https://www.zeit.de/campus/2017-02/antibabypille-verhuetung-frauen-sex-depressionen-hormone/seite-3
14 Kandler-Schmitt, Barbara (2019). *Tipps gegen Scheidentrockenheit.* Apotheken Umschau, 10. Januar. Abrufbar unter https://www.apotheken-umschau.de/krankheiten-symptome/erkrankungen-der-weiblichen-geschlechtsorgane/tipps-gegen-scheidentrockenheit-720927.html
15 Alvergne, Alexandra and Lummaa, Virpi (2010). Does the contraceptive pill alter mate choices in humans? *Trends in Ecology & Evolution*, 25(3), S. 171–9. Abrufbar unter https://www.cell.com/action/showPdf?pii=S0169-5347%2809%2900263-8
16 Kriesl, Ilona (2018). *Pillen-Prozess gegen Bayer: »Ab diesem Zeitpunkt war ich klinisch tot«.* Stern.de, 8. November. Abrufbar unter https://www.stern.de/gesundheit/streit-um-antibabypille--yasminelle----ab-diesem-zeitpunkt-war-ich-klinisch-tot--8435942.html
17 Bundesinstitut für Arzneimittel und Medizinprodukte (2022). *Venöse Thromboembolien und kombinierte hormonale Kontrazeptiva.* Abrufbar unter https://www.bfarm.de/DE/Arzneimittel/Pharmakovigilanz/Themendossiers/Kombinierte-hormonale-Kontrazeptiva/KOK.html
18 Frank-Hermann, Petra et al. (2006). *Zyklusverhalten nach Absetzen von oralen Kontrazeptiva.* Journal of Reproductive Medicine and Endocrinology 3 (1), S. 54–57. Abrufbar unter https://www.kup.at/kup/pdf/5663.pdf
19 Jennifer (2022). *Was musst du beachten beim Absetzen der Pille?* Cyclotest.de, 23. September. Abrufbar unter https://www.cyclotest.de/ratgeber/pille-absetzen/
20 AOK (2020). *Die besten Tipps für ein gesundes und langes Leben.* AOK Gesundheitsmagazin, 30. Juli. Abrufbar unter https://www.aok.de/pk/magazin/sport/fit-im-alter/die-besten-tipps-fuer-ein-gesundes-und-langes-leben/
21 @Gynäko.Logisch (2020). *Pille absetzen/Was passiert jetzt mit deinem Körper.* Abrufbar unter https://www.youtube.com/watch?v=9VYm8CSE8M8
22 Kray, Sabine (2017). *Freiheit von der Pille.* Berlin: Tempo.
23 Nagoski, Emily (2021). *Come As You Are: The Surprising New Science That Will Transform Your Sex Life.* Trade Paperback Edition, revised and updated. New York: Simon & Schuster Paperbacks.
24 Alvergne, Alexandra and Lummaa, Virpi (2010). Does the contraceptive pill alter mate choices in humans? *Trends in Ecology & Evolution*, 25(3), S. 171–9. Abrufbar unter https://www.cell.com/action/showPdf?pii=S0169-5347%2809%2900263-8
25 Bundeszentrale für gesundheitliche Aufklärung (2018). Verhütungsverhalten Erwachsener 2018. Abrufbar unter https://www.forschung.sexualaufklaerung.de/verhuetung/verhuetungsverhalten-2018

26 Fernholz, Denise (2019). *Rund 1,4 Millionen Frauen in Deutschland nehmen die falsche Pille – eine Frauenärztin erklärt, woran das liegt*. Stern.de, 14. August. Abrufbar unter https://www.stern.de/neon/herz/psyche-gesundheit/antibabypille--warum-so-viele-frauenaerzte-keine-alternativen-bieten-8844992.html

27 Grill, Markus (2016). *Die Scheinforscher*. Correctiv, 9. März. Abrufbar unter https://correctiv.org/aktuelles/euros-fuer-aerzte/2016/03/09/die-schein-forscher/

28 https://www.profamilia.de//themen/verhuetung

29 https://www.familienplanung.de/

30 https://www.nhs.uk/conditions/contraception/

31 Föhr, Rena (2017). *Sex? Aber sicher!* Spiegel.de, 4. August. Abrufbar unter https://www.spiegel.de/gesundheit/sex/hormonfreie-verhuetung-alternativen-zur-anti-baby-pille-a-1157354.html

32 Killick, S. R., Leary, C., Trussell, J., und Guthrie, K. A. (2011). Sperm content of pre-ejaculatory fluid. *Human Fertility*, 14(1), 48–52. Abrufbar unter https://pubmed.ncbi.nlm.nih.gov/21155689/

33 Hombach, Stella (2017). *Kann man vom Lusttropfen schwanger werden?* Spiegel Online, 9. Dezember. Abrufbar unter https://www.spiegel.de/gesundheit/sex/lusttropfen-kann-man-davon-beim-sex-schwanger-werden-a-00000000-0003-0001-0000-000001912744

34 Frank-Hermann et al. (2007). *The effectiveness of a fertility awareness based method to avoid pregnancy in relation to a couple's sexual behaviour during fertile time: A prospective longitudinal study*. Human Reproduction 22(5), S. 1310–9. Abrufbar unter https://sympto.org/data/Hum._Reprod.-2007-Frank-Herrmann-1310-9.pdf

35 Föhr, Rena (2017). *Sex? Aber sicher!* Spiegel.de, 4. August. Abrufbar unter https://www.spiegel.de/gesundheit/sex/hormonfreie-verhuetung-alternativen-zur-anti-baby-pille-a-1157354.html

36 Struck, Dorothee (2018). *Vitalzeichenkontrolle: Gut, wenn die wichtigen Dinge im Leben funktionieren!* 15. Januar. Abrufbar unter https://www.frauengesundheit-kiel.de/de/blog-details/vitalzeichenkontrolle.html

37 Raith-Paula et al. (2013). *Natürliche Familienplanung heute: Modernes Zykluswissen für Beratung und Anwendung*. Berlin: Springer.

38 Nagoski, Emily (2021). *Come As You Are: The Surprising New Science That Will Transform Your Sex Life*. Trade Paperback Edition, revised and updated. New York: Simon & Schuster Paperbacks.

39 Rubio-Casillas, Alberto und Jannini, Emmanuele A. (2011). New insights from one case of female ejaculation. *The Journal of Sexual Medicine*, 8(12), S. 3500–3504. Abrufbar unter https://www.sciencedirect.com/science/article/abs/pii/S1743609515333464

40 Fox, Alix (2022). *The taboos of women's sexual health.* BBC Three, 11. August. Abrufbar unter https://www.bbc.co.uk/bbcthree/article/544c5686-e3bc-4ac2-b4ca-f91eccefe441

41 *Was ist, wenn man viel Ausfluss hat?* Abrufbar unter https://www.always.de/de-de/tipps-und-beratung-fur-frauen/scheidenausfluss/was-ist-wenn-man-viel-ausfluss-hat/

42 Jaw (2020). *US-Rechtspopulist hatet gegen Cardi Bs neuen Song – und zerstört sich gleich selbst.* watson.ch, 11. August. Abrufbar unter https://www.watson.ch/leben/people-news/277806063-ben-shapiro-hatet-gegen-cardi-bs-neuen-song-wap

43 Schwarz, S. & Hassebrauck, M. (2008) Self-perceived and observed variations in women's attractiveness throughout the menstrual cycle – a diary study. *Evolution and Human Behavior,* 29 (4), pp. 282–288

44 Saad, G. & Stenstrom, E. (2012) Calories, beauty, and ovulation: The effects of the menstrual cycle on food and appearance-related consumption. *Journal of Consumer Psychology,* 22, pp. 102–113

45 Abad Faciolince, Héctor (1999). *Fragmentos de un amor furtivo.* Madrid: Alfaguara.

46 Alvergne, Alexandra and Lummaa, Virpi (2010). Does the contraceptive pill alter mate choices in humans? *Trends in Ecology & Evolution,* 25(3), S. 171–9. Abrufbar unter https://www.cell.com/action/showPdf?pii=S0169-5347%2809%2900263-8

47 Miller, Geoffrey, Tybur, Joshua, Jordan, Brent (2007). Ovulatory Cycle Effects on Tip Earning by Lap Dancers: Economic Evidence for Human Estrus? *Evolution and Human Behavior,* 28(6). Abrufbar unter https://www.researchgate.net/publication/228632689_Ovulatory_Cycle_Effects_on_Tip_Earnings_by_Lap_Dancers_Economic_Evidence_for_Human_Estrus

48 Alvergne, Alexandra and Lummaa, Virpi (2010). Does the contraceptive pill alter mate choices in humans? *Trends in Ecology & Evolution,* 25(3), S. 171–9. Abrufbar unter https://www.cell.com/action/showPdf?pii=S0169-5347%2809%2900263-8

49 Grebe, Nicholas M., Thompson, Melissa Emery, Gangestad, Steven W. (2015). Hormonal predictors of women's extra-pair vs. in-pair sexual attraction in natural cycles: Implications for extended sexuality, *Hormones and Behavior,* 78, pp. 211–219

50 Shimoda, R., Campbell, A. & Barton, R. A. (2018). Women's emotional and sexual attraction to men across the menstrual cycle. *Behavioural Ecology,* 29(1), pp. 51–59

51 Funk, Mirna (2022). *Who Cares! Von der Freiheit, Frau zu sein.* München: dtv.

52 Föhr, Rena (2018). *Gemeinsam mehr Spaß.* Spiegel Online, 9. Oktober. Abrufbar unter https://www.spiegel.de/gesundheit/sex/pille-kondome-sensiplan-diaphragma-verhuetung-geht-beide-an-a-1228991.html

53 Stöckel, Miriam und Till, Ulrike (2022). *Neue Verhütungsmethoden für Männer.* SWR.de, 25. März. Abrufbar unter https://www.swr.de/wissen/neue-verhuetungsmethoden-fuer-maenner-100.html
54 @frankafrei: Story-Highlight »Male Ring«. Abrufbar unter https://www.instagram.com/stories/highlights/18043901263371484/
55 Föhr, Rena (2020). *Die Periode kann uns helfen, kreativer beim Sex zu werden.* Abrufbar unter https://www.jetzt.de/zyklus-kolumne/menstruationskolumne-trotz-periode-spass-am-sex
56 *Clue (2018).* Condom use from a female perspective: Clue's Study with KI-CURT. Abrufbar unter https://helloclue.com/articles/sex/condom-survey/
57 Stokowski, Margarete (2018). *Untenrum frei* (20. Auflage). Hamburg: Rowohlt.
58 Heyne, Julia (2021). *Equal Masturbation Day: It's Time To Close the Masturbation Gap!*. 6. Juli. Abrufbar unter https://blog.womanizer.com/equal-masturbation-day/
59 Bacio, Gianna (2021). *Hand Drauf* (3. Auflage), S. 48. München: Komplett Media.
60 *Masturbation: Das natürliche Schmerzmittel?* Abrufbar unter https://menstrubation.com/de/
61 *Die Menstrubation Studie.* Abrufbar unter https://menstrubation.com/wp-content/uploads/2021/03/WMZ_Menstrubation-Results_Report_DE.pdf
62 Facebook-Post von @meinebarmer: https://www.facebook.com/meinebarmer/photos/masturbation-hilft-beim-einschlafen-wenn-du-mal-wieder-nicht-schlafen-kannst-dan/2289623777752927
63 Bahadur, Nina (2017). *What's it actually like to have an orgasmic birth?* Glamour.com, 29. März. Abrufbar unter https://www.glamour.com/story/whats-it-actually-like-to-have-an-orgasmic-birth
64 Nagoski, Emily (2021). *Come As You Are: The Surprising New Science That Will Transform Your Sex Life.* Trade Paperback Edition, revised and updated. New York: Simon & Schuster Paperbacks.
65 Schiftan, Dania (2018). *Coming Soon – Orgasmus ist Übungssache* (8. Auflage). München: Piper.
66 Ebd., S. 124
67 Instagram-Post von @6arbeiterin_. Abrufbar unter https://www.instagram.com/p/CinFJyGMW3U/
68 Instagram-Post von Janina Stengel @lustundlieben. Abrufbar unter https://www.instagram.com/p/Chpl3_5sYg3/
69 Bacio, Gianna (2021). *Hand Drauf* (3. Auflage), S. 130. München: Komplett Media.
70 Quarks (2016). *Was Männer schon immer über die Periode wissen wollten.* Abrufbar unter https://www.youtube.com/watch?v=0J6dAxDfi3s

71 *Schreckgespenst PMS: Wenn die Partnerin durchdreht.* Abrufbar unter https://www.vaterfreuden.de/partnerschaft/konflikte/schreckgespenst-pms-wenn-die-partnerin-durchdreht

72 Ebd.

73 Hamilton House (2018). *Ending a Workplace Taboo. Period.* Medium.com, 11. Januar. Abrufbar unter https://medium.com/@CoexistCIC/ending-a-workplace-taboo-period-d1e50912a48a

74 Struck, Dorothee (2019). *Verhüten ohne Hormone. Alternativen zu Pille & Co.* Wiggensbach: Stadelmann Verlag.

75 *Adenomyose: Diagnostik, Therapie und Abgrenzung zur Endometriose.* Abrufbar unter https://endometriose.app/adenomyose-ursachen-diagnostik-und-therapie-sowie-abgrenzung-zur-endometriose/

76 Hutmacher, J., Imesch, P. und Fink, D. (2018). Schwerpunkt: Die Adenomyose. *Gynäkologie* (1/2018). Abrufbar unter https://www.rosenfluh.ch/media/gynaekologie/2018/01/Die-Adenomyose.pdf

77 *Was ist Adenomyose?* Herz-Jesu-Krankenhaus Dernbach. Abrufbar unter https://www.krankenhaus-dernbach.de/medizinische-bereiche/medizinische-zentren/zentrum-fuer-endometriose/adenomyose#:~:text=Adenomyose%20ist%20das%20Vorkommen%20von,mit%20Adenomyose%20haben%20auch%20Endometriose

78 *Was sind Myome?* Techniker Krankenkasse. Abrufbar unter https://www.tk.de/techniker/gesundheit-und-medizin/behandlungen-und-medizin/gynaekologische-und-urologische-erkrankungen/was-sind-myome-2017326

79 Nagoski, Amelia und Emily (2019). *Stress. Warum Frauen leichter ausbrennen und was sie für sich tun können.* München: Kösel.

80 Nagoski, Emily (2021). *Come As You Are: The Surprising New Science That Will Transform Your Sex Life*, S. 115. Trade Paperback Edition, revised and updated. New York: Simon & Schuster Paperbacks.

81 Ebd., S. 116

82 Ebd., S. 24

83 Ebd., S. 34–40

84 Ebd., S. 34

85 Ebd., S. 34

86 Ebd., S. 52 ff.

87 *Do You Equal Care @Home?! Der Mental Load Test für die Haus- und Familienarbeit.* Abrufbar unter https://equalcareday.de/mental-load-home-de.pdf. Verfügbar auf Deutsch, Englisch und Türkisch.

88 Ernst, Gundula, Franke, Alexa, Franzkowiak, Peter (2022). *Stress und Stressbewältigung*. BzgA Leitbegriffe. Abrufbar unter https://leitbegriffe.bzga.de/alphabetisches-verzeichnis/stress-und-stressbewaeltigung/

89 Lenarz, Jan (2022). *Ein guter Plan.* Berlin: Ein guter Verlag.

90 Raith-Paula et al. (2013). *Natürliche Familienplanung heute: Modernes Zykluswissen für Beratung und Anwendung,* S. 134. Berlin: Springer.

91 Briden, Lara (2018). *Period Repair Manual,* S. 153. Revised second edition. Greenpeak Publishing.

92 Liedtke, Cornelia et al. (2016). *Molekulare Gynäkologie und Geburtshilfe für die Praxis,* S. 100. Abrufbar unter https://www.thieme-connect.de/products/ebooks/lookinside/10.1055/b-0036-139009#

93 Bohlmann, Jantje (2020). *Was ist ein Androgenitales Syndrom?*. Techniker Krankenkasse, Abrufbar unter https://www.tk.de/techniker/gesundheit-und-medizin/behandlungen-und-medizin/stoffwechselerkrankungen/was-ist-ein-adrenogenitales-syndrom-2016466

94 Deutsche Gesellschaft für Endokrinologie. *Androgenitales Syndrom.* Abrufbar unter https://www.endokrinologie.net/krankheiten-androgenitales-syndrom.php

95 Briden, Lara (2018). *Period Repair Manual.* Revised second edition, S. 58. Greenpeak Publishing.

96 Billig, Susanne und Geist, Petra (2017). *Menstruation: Der Kampf gegen ein uraltes Tabu.* Abrufbar unter https://www.deutschlandfunkkultur.de/menstruation-der-kampf-gegen-ein-uraltes-tabu-100.html

97 Briden, Lara (2018). *Period Repair Manual.* Revised second edition. Greenpeak Publishing.

98 Ebd.

99 OASH Office on Women's Health (2021). *Premenstrual Syndrome (PMS).* Abrufbar unter https://www.womenshealth.gov/menstrual-cycle/premenstrual-syndrome

100 Institut für Qualität und Wirtschaftlichkeit im Gesundheitswesen (IQWiG) (2022). *Prämenstruelles Syndrom (PMS).* Abrufbar unter https://www.gesundheitsinformation.de/praemenstruelles-syndrom-pms.html

101 Vivantes Klinikum Spandau. *Wenn die Hormone verrückt spielen.* Abrufbar unter https://www.vivantes.de/fileadmin/Klinika/KSP/PDFs/flyer-frauengesundheit-ksp_210225.pdf

102 Droll, Silke (2022). *PMDS: Psychische Belastung vor der Periode.* Apotheken Umschau, 28. Februar. Abrufbar unter https://www.apotheken-umschau.de/gesund-bleiben/psyche/pmds-psychische-belastung-vor-der-periode-850047.html

103 Dorn, Almut. *Mein PMS-Tagebuch.* Abrufbar unter https://almutdorn.de/wp-content/uploads/2012/03/PMS-Tagebuch.pdf

104 Raith-Paula et al. (2013). *Natürliche Familienplanung heute: Modernes Zykluswissen für Beratung und Anwendung,* S. 157. Berlin: Springer.

105 Dannhauer, Kareen (2020). *Schwanger werden: Der ganzheitliche Weg zum Wunschkind,* S. 32. München: Kösel.

106 Ebd., S. 12

107 Sutholt, Jennifer (2020). *Schwanger nach der ersten Heiminsemination.* Abrufbar unter https://planningmathilda.com/inselkind/

108 Raith-Paula et al. (2013). *Natürliche Familienplanung heute: Modernes Zykluswissen für Beratung und Anwendung,* S. 39–40. Berlin: Springer.

109 Ebd., S. 60

110 Raith-Paula et al. (2013). *Natürliche Familienplanung heute: Modernes Zykluswissen für Beratung und Anwendung,* S. 156. Berlin: Springer.

111 Ebd., S. 155–156

112 Frank-Hermann et al. (2017). Natural conception rates in subfertile couples following fertility awareness training. *Archives of Gynecology and Obstetrics* 295, S. 1015–1024. Abrufbar unter https://link.springer.com/article/10.1007/s00404-017-4294-z

113 Raith-Paula et al. (2013). *Natürliche Familienplanung heute: Modernes Zykluswissen für Beratung und Anwendung,* S. 155. Berlin: Springer.

114 Adam, Aglaja und Kopf, Anja (2019). *Ungewollt kinderlos: Mögliche Gründe für Unfruchtbarkeit.* Apotheken Umschau, 11. Dezember. Abrufbar unter https://www.apotheken-umschau.de/familie/kinderwunsch/unerfuellter-kinderwunsch/ungewollt-kinderlos-moegliche-gruende-fuer-unfruchtbarkeit-790035.html

115 Dannhauer, Kareen (2020). *Schwanger werden: Der ganzheitliche Weg zum Wunschkind,* S. 32. München: Kösel.

116 Ebd., S. 71–73

117 Bundeszentrale für gesundheitliche Aufklärung (2017). *Fruchtbarkeitsstörungen beim Mann.* Abrufbar unter https://www.familienplanung.de/kinderwunsch/fruchtbarkeitsstoerungen/stoerungen-beim-mann/

118 Raith-Paula et al. (2013). *Natürliche Familienplanung heute: Modernes Zykluswissen für Beratung und Anwendung,* S. 138. Berlin: Springer.

119 Dannhauer, Kareen (2020). *Schwanger werden: Der ganzheitliche Weg zum Wunschkind,* S. 35. München: Kösel.

120 Instagram-Post von Elena Sofía Zambrano @metodosintotermico. Abrufbar unter https://www.instagram.com/p/COeEdXYHMBe/